KB143927

내 손으로 만드는 **힐링 향기**

친절한 인센스 DIY

한국양초공예협회 지음

터닝
포인트

Copyright ⓒ 2022 by Korea Candle Craft Association
All rights reserved. First edition Printed 2022, Printed in Korea.

2022년 5월 10일 초판 1쇄 인쇄
2022년 5월 20일 초판 1쇄 발행

지은이	한국향초공예협회
펴낸이	정상석
펴낸 곳	터닝포인트
등록번호	2005. 2. 17 제6-738호
주소	(03993) 서울시 마포구 동교로 27길 53 지남빌딩 308호
대표전화	(02)332-7646
팩스	(02)3142-7646
홈페이지	www.diytp.com
ISBN	979-11-6134-116-3 13510
정가	18,000원

기획	터닝포인트
북디자인	앤미디어
내용 문의	diamat@naver.com
원고 집필 문의	diamat@naver.com

터닝포인트는 삶에 긍정적 변화를 가져 오는 좋은 원고를 환영합니다.

※ 이 책에 수록된 모든 내용, 사진 등을 출판권자의 허락없이 복제 배포하는
   행위는 저작권법에 위반됩니다.

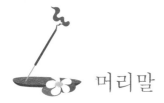 머리말

　향(香)을 의미하는 인센스는 향기로운 냄새를 만들기 위해 태워지는 물질이다. '향'을 뜻
하는 영어의 인센스(incense)나 퍼퓸(perfume)은 '타는 것'을 의미하는 라틴어 'incendere'
와 프랑스어 'fūmăre'에서 유래했다. 향의 어원에서 알 수 있듯이 향의 시작은 자연의 향기
물질을 태우는 것으로 시작되었다. 우리의 선조가 동굴에서 모닥불을 피우며 생활하던 시
대, 땔감으로 사용하던 특정 식물에서 좋은 향기가 나는 것을 발견한 이래로 오늘날에 이르
기까지 전 세계 사람들은 다양한 이유와 다양한 형태로, 시대와 전통에 따라 천연 인센스를
사용해 왔다.

　우리나라에서 주로 사용하는 태우는 향인 인센스는 제사나 종교의식에 사용하는 가는 막
대 형태의 향을 연상한다. 인센스를 만드는 데 사용되는 재료는 일반적으로 식물성이며 다
양한 수지, 나무껍질, 씨앗, 열매, 뿌리 및 꽃에서 나온다. 예로부터 이러한 좋은 향이 나오
는 재료들은 비싸고 귀해서 신성한 의례나 소수의 귀족계층만 사용할 수 있었다. 순수한 향
물질(Essential Oil)을 추출하는 기술이 개발되어 액체로 된 향이 보급되기 이전에 일반 서
민들이 향을 접할 수 있던 기회는 전례(典禮)나 종교행사에 사용하는 태우는 형태의 인센스
였다. 이러한 전통이 이어져 현대에서도 의례용품으로 천연 인센스를 사용하게 되면서 태
우는 향은 특정 목적에만 사용하는 물품이라는 오해이자 편견이 생긴 것이다. 인센스는 최
고의 자리에 최상의 예(禮)를 갖추기 위한 지극한 정성의 표현 수단이었지 의례나 종교 및
주술에 사용하는 전유물이 아니었다.

최근 인센스에 대한 인식이 많이 달라져서 일상생활에서 방향제나 분위기 전환, 명상 등 다양한 용도로 활용되고 있다. 국내외의 전통방식의 인센스부터 종이로 만든 인센스까지 다양한 소재와 현대적 디자인의 기능성 인센스가 널리 보급되고 있다. 또한 인센스는 일상의 생활용품에서 한 단계 도약한 공예로도 주목을 받고 있다. 하지만 향료(香料)에 관한 상세한 정보와 만드는 방법에 관한 자료는 찾아보기 어려웠다. 이에 인센스의 전반적인 이해를 돕기 위해 부족하나마 출간의 필요성을 느끼게 되었다.

'친절한 인센스 DIY'는 인센스에 입문하시는 분들이 인센스에 대한 일반적인 내용과 재료의 특성 및 만드는 방법을 익히는 데 작은 도움이 되었으면 한다. 또한 인센스의 대중화에 앞장서고 있는 공방의 향장(香匠) 님께 품격있는 인센스를 만드는데 부족하나마 참고자료로 활용되기를 소망한다.

이 책이 나올 수 있게 뒷배가 되어주신 한국양초공예협회 김정호 회장님, 임서진 이사와 동료 연구원, 모든 부분에서 조언과 도움을 주신 도담공방 김연정 님께 깊은 감사를 드린다. 또한 큰 부담을 안고 출간을 결심해 주신 터닝포인트 정상석 사장님과 관계자 여러분께 감사드린다.

KCCA 연구실에서 임영빈

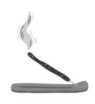

차례

2 쉽게 만들어 사용하는 인센스

3 인센스와 향료

4 인센스의 주요 재료

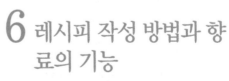
5 작업 도구와 재료 가공

6 레시피 작성 방법과 향료의 기능

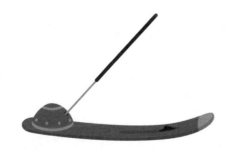

7 인센스 만들기

Incense

1

인센스
길라잡이

1장은 인센스에 관한 소개와 사용에 관한 내용이다.

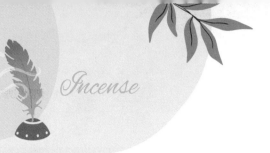

1

향(香)을 피우는 15가지 이유

　우리나라에서 향(香)은 제사나 종교시설에서 태우는 국수 가닥처럼 가늘고 기다란 연기를 피우는 녹색 막대를 연상한다. 향을 뜻하는 영어 단어는 "incense, aroma, perfume, fragrance, odorant" 등 다양하지만 우리는 모두 향(香)으로 번역한다. 우리가 즐겨 먹는 김을 재래김, 돌김, 파래김 등 다양하게 부르듯이 향도 종류와 기능에 따라 다양한 명칭이 있지만 우리는 모두 '향(香)'으로 통일해 버린다. 미역과 다시마를 포함한 모든 종류의 김을 영어 시위드(seaweed)란 말로 대신하듯이 우리도 많은 종류의 인센스(Incense)를 향(香)이란 말이 평정하고 있다. 세분된 단어가 없다는 것은 그 나라의 문화에 많이 사용되지 않거나 익숙하지 않다는 뜻이다.

　현대화 이전의 전통방식으로 살던 에스키모인에게 얼음을 구분하는 단어는 수십여 가지가 있었다고 한다. 하지만 우리는 얼음을 세분화할 필요성을 느끼지 못한다. 그들에게 얼음은 생활에 밀접한 연관이 있고 생사를 갈라놓을 수도 있는 중요한 개념이지만 우리에게는 액체가 고체로 변하면 다 같은 얼음일 뿐이다. 얼음을 세분화하여 부를 정도로 생활에 영향을 줄 일도 없을뿐더러 하나의 명칭만으로도 의사소통에 충분하다. 마찬가지로 우리나라에서 오랫동안 사용했던 향이 단 하나의 이름으로 불린 이유는 하나의 명칭으로도 충분했기 때문이다. 향은 생활에 필수 요소도 아니었고 일반인이 쉽게 사용할 수 있던 물건도 아니었다. 향은 일반 서민들이 사용하기에는 너무 고가의 귀한 제품이었고 쉽게 구할 수 있는 물건도 아니었다.

이제는 세상이 변했다. 임금님 수라상에 오르던 특별한 음식을 우리는 아무 때나 먹을 수 있는 시대가 되었다. 옛날 같으면 나를 위해서는 죽어서나 제사상에서 맡을 수 있던 그 귀한 향이 이제는 생활 속의 문화로 바뀌었다. 전 세계가 하나의 망으로 묶이고 고립된 문화가 열린 문화로 바뀌었다. 우리는 언제 어디서든 세계의 다양한 문화를 접할 수 있는 시대에 살고 있다. 우리나라를 포함한 전 세계에 수천 년 동안 이어져 온 향의 진가를 체험할 수 있고, 한 단어로만 불리던 '향'을 구분하여 부를 수밖에 없는 다양한 향을 접하는 시대에 우리는 살고 있다. 이제 향은 종교시설이나 특정한 날에만 피우는 귀한 물건이 아니라 우리의 일상에서 쉽게 접하는 문화이고 취미이자 사용해야 할 이유가 있는 훌륭한 아이템인 것이다.

방향제의 역할

향의 가장 일반적인 이점은 천연 방향제 또는 기분 좋은 냄새와 함께 잡냄새를 제거하는 역할로 집이나 주변 환경을 상쾌하게 유지한다. 향에 들어있는 특정한 꽃과 나무의 성분은 항염, 항균성을 가지고 있다. 요리, 애완동물, 꿉꿉한 옷 등에서 나는 원치 않는 생활 냄새를 커버할 수 있는 쉽고 빠른 방법이다. 향을 전혀 사용하지 않거나 가끔씩 사용하는 사람들은 향을 단지 좋은 냄새를 나게 하는 생활용품으로만 생각하고, 향이 심신에 미치는 많은 영향에 대해 간과하는 경향이 있다. 향이 인간의 정신과 육체에 영향을 주는 요소를 무시한다 해도 향은 훌륭한 방향제 역할을 하는 것은 틀림없다.

휴식과 여유

샤워를 마치고 향을 피운 후 편안한 소파에 앉아 좋아하는 음악과 함께 차를 마시는 시간을 상상해 보라. 아니 상상하지 말고 실천해 보라. 부드러운 향기가 마음을 편안하게 하여 일상생활의 번거로움에서 벗어나 자신만의 시간과 공간을 제공할 수 있다. 쌓인 긴장이 풀리고 편안한 휴식과 마음의 여유가 생길 것이다.

스트레스와 불안 해소

우리의 후각은 뇌에 직접 연결되어 있다. 특정 냄새는 림프계를 통해 즉각적인 반응을 유발한다. 뚜렷한 향은 뇌를 자극하여 행복감, 이완감, 만족감을 유발하는 세로토닌과 도파민 같은 필수 화학물질을 만들어낸다. 향은 밝고 긍정적인 에너지를 만드는 것에서 한 단계 더 나아가 심장 박동 수나 호흡과 같은 신체 활동을 줄여 주어 스트레스와 불안을 해소해 준다. 마음의 걱정을 덜어내고 일상의 압박과 경쟁에서 벗어나도록 자신을 격려한다.

명상

세계의 많은 종교 지도자들은 오래전부터 향의 이점을 인식하여 명상 중에 향을 피워 생각을 맑게 하였다. 향은 명상할 때 주의력을 깊게 하고, 감각을 고양한다. 전통적으로 향은 정신을 고양하기 위해 종교적인 관습에서 널리 사용되었다. 명상에서 일정한 길이의 향을 태워서 시간의 흐름을 측정하기도 한다. 최근 들어 향기요법과 명상에 관련된 많은 연구가 진행되고 있으며 심리적 안정감의 향상에 유의미한 차이가 있음이 밝혀졌다.

동기부여와 긍정적인 에너지

향은 오랫동안 종교적이고 정신적인 지도자들이 공기와 영혼을 정화시키기 위해 사용해 왔다. 특정한 향의 연기(香煙)에는 항균, 살균, 그리고 살충 작용이 있어서, 공기를 정화시킨다. 또한 좋은 기운을 증가시키고 나쁜 기운은 제거한다. 순수한 공기는 뇌와 신체를 위한 건강식품과 같아서 동기부여와 에너지 수준을 증가시킨다. 향을 태우는 것은 공식적이든 비공식적이든, 종교적이든 세속적이든 긍정적인 에너지 증가로 이어지는 통로 역할을 할 수 있다. 향은 힌두교, 불교 및 기독교와 같은 세계의 많은 종교에서 매일 수천 년 동안 사용되어왔다.

관대함과 배려심

　형식적이든 비형식적이든, 종교적이든 심리적이든, 공경의 의미로 향에 불을 붙임으로써 좋은 영향력을 만들어낸다. 좋은 마음을 담아 향을 피우는 것은, 모든 것을 내려놓고 염원을 방출하는 간단한 방법이다. 건전하고 좋은 마음을 담아 향을 피워 발현하는 것은 관대함과 무언가를 잡으려는 강박에서 놓아주는 배려심의 행위이다.

창의력 향상

　좋은 음악이나 아름다운 경치와 비슷하게, 좋은 향기는 창조적인 에너지를 흐르게 할 수 있다. 식물에서 나온 자연 성분의 향은 사람의 마음을 열대 우림, 꽃 향 가득한 들판, 도시의 거리 또는 다른 정신세계와 이상세계로 이동시킬 수도 있다. 또한 상상력을 펼쳐 자유로운 정신세계를 추구하는 계기가 되기도 한다. 잘 선택된 향을 사용하여 자신의 능력을 향상시키고, 아이디어를 자극하며 정신 능력을 배양한다.

집중력과 자신감

　향은 집중력과 자신감을 높여 준다. 집중력을 요구하는 일을 하거나 공부할 때 향을 피우면 효과적이다. 집중력, 창의성 및 동기가 증가하면 자연스럽게 자신감이 높아진다. 몸이 이완되고 모든 뇌세포가 활성화되면서 최선을 다하게 되고, 최선을 다할 때 가장 자신감이 생긴다. 큰 시험이나 데이트 또는 큰 발표 전에 향을 피우면 자신감이 높아져 성공 가능성이 높아진다. 향은 음악을 배경으로 집중하는 것보다 덜 거슬리고, 향기는 몸과 마음의 미묘한 효과를 보이며, 작업, 연구 또는 세부적인 집중이 필요한 취미 활동에 완벽한 파트너가 된다.

불면증 치료에 도움

　불면증은 특히 현대 사회에서 증가하는 고통이다. 편안한 수면을 이루지 못하고 항상 몽롱하게 깨어있는 상태는 고통이며 사회생활을 방해한다. 향을 태우는 것이 몸과 마음을 진정시키는 효과의 한 방편으로 잠을 유도하기 위해 향을 사용할 수 있다. 향의 진정 작용은 불면증을 치료하는데 아주 좋은 자연 치료법이다. 향에 사용되는 식물과 성분들은 매우 다양하며, 각각의 식물들은 몸에 영향을 미치는 많은 화학 물질과 화합물을 포함하고 있다. 이 화합물들을 들이마시는 것은 알약 형태로 섭취하는 것과 크게 다르지 않은 방법이다. 유일한 차이점은 향을 통해 치료 성분을 흡입하는 것이고, 이는 수천 년 동안 행해졌으며, 자연스럽고 중독되지 않는다. 따라서, 향은 처방약에 의존하기 전에 두통이나 우울증 같은 질병을 치료하는데 효과적인 치유 방법으로 시도해볼 만한 가치가 있다. 다만 치료의 목적으로 타인에게 향을 사용하는 것은 법에 저촉될 수 있다.

성욕 증진

페로몬이 자연의 최음제라는 것을 누구나 알고 있으며, 향수에 사용되어 이성을 끌어들이는 이유이다. 인간의 후각에 민감한 작용을 하는 페로몬 향은 강력한 최음제 역할을 한다. 특정 향에서 나오는 향기는 성욕을 자극하고 성적 매력을 높인다. 또한 향기가 자신감과 집중력을 높일 수 있다는 것을 이미 언급하였다. 자신감과 집중력은 자연스럽게 이성을 끌어들인다. 평상시 향을 즐겨 사용하면 파트너를 만나게 되더라도 자신감과 집중력이 높아져서 자연스럽게 매력을 발산하게 되고, 파트너의 우성 유전자를 남기고 싶어하는 본능을 활성화 한다. 파트너와 함께 자스민, 바닐라, 일랑일랑, 로즈와 같은 향을 사용하여 분위기를 만들어 보라. 인간의 마음은 이러한 진부한 냄새에 의해 쉽게 활성화되는 이상한 유전자를 가지고 있다.

요가

올바른 향기는 분위기를 조성하여 마음에 집중하고 몸을 준비하도록 돕는다. 향을 통해 자연스럽고 건강한 활동을 하도록 주변의 공기를 변화시킨다. 몸과 마음의 분위기를 안정적이고 집중하게 만드는 것은 요가에 방해가 되는 인위적이고, 해롭고, 산만하게 하는 요소들을 정화하게 만든다.

치유의 효과

많은 종류의 향은 항균성을 가지고 있다. 그러므로 자연환경에 노출되어있는 세균을 죽이는 소독제로 사용될 수 있다. 최근 중국에서 연구를 통해, 병원 병동을 소독하는 데 향을 사용하였더니 증기와 같은 일반적인 살균 수단만큼 효과가 있는 것으로 밝혀졌다. 향을 피워 주변 환경을 소독하면 감염과 질병을 예방할 수 있다. 몰약과 같은 향 재료는 소독제로도 사용하기 때문에, 향 연기를 상처에 쏘이는 것으로도 소독이 되어 상처를 빨리 낫게 하는 데 효과가 있다. 또한 향에서 생성된 성분이 뇌에서 세로토닌을 증가시키는 것으로 나타났다. 약물 복용의 대안으로, 뇌의 세로토닌을 증가시키는 자연 처방법은 기분을 좋게 할 뿐만 아니라 부작용이나 중독의 위험 없이 자연 치유 능력을 향상 시킬 수 있다. 세로토닌은 자연적인 신경 안정제로 수면, 식사, 소화를 돕는다. 세로토닌은 또한 우울증을 줄이고, 불안감을 조절하며, 두통을 줄이는 데 도움을 준다.

새로운 관심사

어떤 사람은 고급 와인을 마시고 감동한다. 누군가는 향을 피우며 행복해한다. 또 다른 사람인 당신에게는 무엇이 좋고, 어떤 것이 가장 큰 행복이고 감동일까?

향은 향기를 동반한 흥미로운 여정이다. 향을 태우는 것을 새로운 관심사로 바꾸는 것은 일상의 속도를 늦추고, 사물을 더 자세히 감상하고, 집중력과 마음의 안정을 조절하도록 도울 것이다. 향에는 찾고, 배우고, 감사해야 할 것이 많이 있다.

마법 같은 경험

향기는 우리의 뇌에서 중요한 반응을 일으키고 우리의 기억 깊은 곳에 감추어진 과거의 사건, 사람, 감정을 떠올리게 하는 특별한 능력이 있다. 향은 우리의 마음을 기억 속으로 데려가고, 누군가를 떠올리고, 자신만의 감정 세계로 인도한다. 그것이 좋은 감정이든 아니든, 행복한 기억이든 떨치고 싶은 기억이든 상관없다. 좋은 감정은 유지하고 나쁜 감정은 정화하는 능력을 배양하는 데 향은 매우 유용하다.

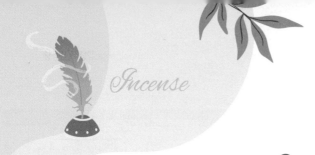

2

향을 피울 때 주의해야 할 사항

환기를 자주 한다.

향은 향기로운 연기로 공간을 가득 채운다. 최근 연구에서 오랜 시간 지속적으로 향 연기를 흡입하면 상부 호흡기 손상이 발생할 수 있으며 심한 경우 폐암에 걸릴 가능성이 있다고 한다. 따라서 밀폐된 공간에서 장시간 많은 양의 향을 정기적으로 사용하는 것은 피해야 한다. 향은 통풍이 원활한 장소에서 사용하고, 사용한 후에는 환기를 하도록 한다.

폐질환이 있는 경우 향을 사용하지 않는다.

아무리 좋은 물질도 태우면 폐에 해로울 수 있다. 천식이나 만성 기관지염과 같은 폐질환이 있다면 향을 사용하지 않는 게 좋다. 특히 천식이 있는 어린이 주위에서는 향을 사용하지 않도록 한다.

임신 중이면 사용을 피한다.

연구에 따르면 많은 향 연기를 자주 접하게 되면 신생아의 체중 감소 및 기타 문제를 유발할 수도 있다고 한다. 이러한 위험을 피하기 위해서 임신 중에는 향을 되도록 가까이하지 않는 것이 좋다. 임산부에게는 약간의 위험 요소가 있어도 주의하는 것이 좋다.

적절한 향 받침대를 사용한다.

모든 종류의 태우는 향과 양초는 넘어지지 않도록 안전한 곳에 단단히 고정시켜야 한다. 받침대는 항상 안정적이어야 하므로 넘어질 위험이 있거나 불안정한 제품은 디자인이 마음에 든다 해도 선택하지 않는 것이 좋다.

내열 면에 놓는다.

태우는 향은 플라스틱을 녹일 정도로 뜨겁다. 얇은 금속 받침대나 플라스틱 계열의 티라이트 용기(Tealights Container)에 향을 피우지 않는 것이 좋다. 충분히 열을 견디고 화재 위험이나 화상으로부터 안전한 용기에 향을 피워야 한다.

커튼이나 천 근처에 향을 피우지 않는다.

당연한 얘기지만 화재의 위험이 있다. 또한 향을 피울 때 어린이나 애완동물의 손이 닿지 않는 곳에 두어야 한다.

태우던 향을 방치하지 않는다.

외출하기 전에 향이 타고 있다면 반드시 꺼야 한다. 특히 오일을 이용하는 향 버너에 불을 켠 채로 방치하거나 아이들의 침실에 두지 않는다.

오일을 사용하는 향 버너의 오일이 마르지 않도록 한다.

　오일 버너의 종류에 따라 향 오일이 마르면 손상을 입을 수도 있고, 심한 경우에는 불이 붙을 수도 있다. 향 오일이 마르지 않도록 화력을 조절하거나, 일정 시간 사용 후 소화한다.

연소 후 재는 확실히 식었을 때 처리한다.

　연소된 재는 여전히 발화할 수 있으므로 완전히 식은 후 불씨가 없는지 확인하고 재를 버리거나 물을 부어 확실하게 소화한다.

우리의 후각은 늘 새로운 변화를 원한다

　우리는 여행에서 흑인이나 백인 같은 다른 인종을 만나면 특유의 냄새를 맡게 된다. 반대로 다른 문화권에서 온 사람들은 우리에게 특이한 냄새를 느낀다. 하지만 우리든, 다른 인종이든 스스로가 풍기는 냄새는 거의 느끼지 못한다. 왜 그럴까? 향수를 뿌리고 일정 시간이 지나면 향수 냄새가 나지 않는다고 생각해 더 뿌리게 되는데, 그것이 다른 사람들에게는 고문이 될 수도 있다. 냄새가 심한 화장실에서도 일정한 시간이 지나면 처음처럼 고통스럽지 않게 되는 것도 비슷한 현상이다. 우리의 코는 어떤 냄새를 계속해서 맡으면 쉽게 마비되어, 특정 냄새에 대해 장시간 반응하지 않는다. 코에 있는 후각 신경세포는 몹시 예민하여 후각을 자극하는 적은 양의 물질에도 민감하게 반응하지만, 반대로 진한 자극을 가진 냄새가 후각을 지속적으로 자극하는 경우에는 그 물질에 더 이상 반응하지 않는 특징이 있다. 후각이 특정 냄새에 둔감해지는 현상을 후각 둔감증이라고 한다. 후각은 민감한 만큼 쉽게 피로해지는 것이다. 이러한 현상은 지극히 합리적인 신체 활동의 결과이다. 후각이 이렇게 특정 냄새에 쉽게 마비되는 것은 다가오는 새로운 냄새를 언제든지 맡을 수 있도록 예민함을 유지하기 위한 생존 장치이기 때문이다. 그러므로 늘 같은 향을 피우는 것보다는 자주 향을 바꿔 사용하는 것이 향을 제대로 즐길 수 있는 방법이다. 원시시대보다 생존에 안정적인 현대인의 후각은 늘 새로운 변화를 원한다.

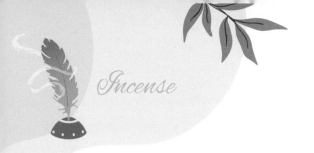

3

향의 종류와 용어

훈향(薰香:Incense)

　일반적으로 태워서 발향하는 고체 형태의 모든 향의 총칭이다. 흔히 말하는 영어의 인센스(Incense)는 전통적으로 우리나라의 훈향을 가르킨다. 훈향은 '태워서 향내를 내는 향료'를 뜻한다. 즉 향기로운 냄새를 목적으로 태우는 향을 모두 훈향이라고 한다. 대부분의 훈향은 분말 형태의 향 재료를 반죽하여 여러 가지 모양으로 빚은 고체 형태로, 태워서 향취를 발산한다. 선향, 뿔향, 죽향, 권향(捲香:코일향), 종이향 등이 모두 이 범주에 속한다. 훈향과 비슷한 용어인 연향(煉香)은 일본식 한자어로 꿀을 넣어 반죽해서 만든 일본식 향을 일컫기도 한다.

　한편 모깃불도 넓은 의미의 훈향이라고 할 수 있으나 향을 위한 목적보다는 모기나 벌레 퇴치를 위한 수단이므로 인센스의 범주에 포함시키지 않는다. 다만 쑥뜸은 치료를 목적으로 하지만 쑥은 향료의 일종으로 치유를 위한 인센스의 범주로 훈향에 포함된다.

선향(線香:Thread Incense)

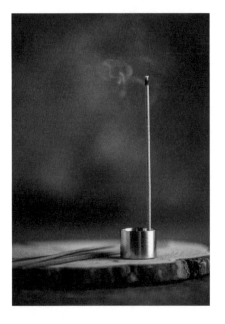

　향료의 가루를 반죽하여 국수처럼 일직선으로 뽑아 건조하여 만든 향이다. 대나무 심지를 사용하는 향에 비해 나무 타는 냄새가 심하지 않아 향이 은은하며 매캐한 감이 덜하다. 대부분 천연재료를 사용하며, 다른 향에 비해 고급 제품으로 발전한 경우가 많은 편이다. 우리가 가장 흔하게 접하는 향의 형태로 동양에서는 한국과 일본이 선호한다.

죽향(竹香:Incense Stick)

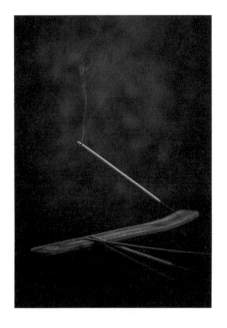

　가느다란 대나무에 향 반죽을 입힌 형태로 인도를 비롯한 동남아시아에서 주로 사용한다. 우리나라에서는 죽향(竹香) 또는 죽심향(竹心香)이라고 한다. 동남아에서는 아가바띠(Agabatti) 또는 아그로바띠(Agrobatti)로 불리며 다양한 크기와 색상이 있다. 심지처럼 대나무를 태우므로 선향보다 다소 매캐하지만 다양한 향 재료를 입혀 사용할 수 있어 활용도가 높다. 인도 및 동남아 현지의 죽향은 실외 사용이 많은 현지의 영향과 비교적 저렴한 향 오일을 사용하여 향이 강하게 느껴진다. 향을 넣지 않은 죽향을 구매하여 소비자가 직접 향을 입혀서 사용하기도 한다. 제품에 따라 향 가루가 묻어 있는 제품도 있으며 용도에 따라 길이와 죽심에 입힌 향의 두께가 다르다.

뿔향(Incense Cone)

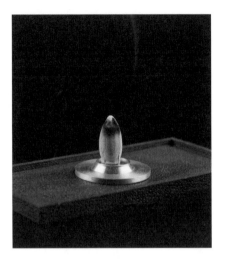

목재 분말을 반죽하여 원뿔 또는 총알 모양으로 작게 빚어 만든 훈향의 한 종류다. 주로 향취를 목적으로 많이 사용한다. 크기에 따라 다르기는 하지만 발향 시간은 선향이나 죽향보다 짧고 강하다. 형태상 강한 열로 태워지며 발향력이 높다. 선향처럼 반죽으로 만들어져 나무 타는 냄새가 나지 않는다. 허벌 인센스로 만들어 사용하기도 하며 만들기가 비교적 쉬워 수작업으로 선호하기도 한다. 인센스 콘(Incense Cone)이라고 불리며 다양한 색상과 다양한 향을 입혀 사용한다. 뿔향은 우리가 전통적으로 사용하는 쑥뜸과 모양이 비슷하여 익숙한 편이다. 다음에 자세히 설명하겠지만 쑥뜸은 인센스의 한 종류이다. 우리나라에서 쑥뜸은 주로 치료를 위한 하나의 방편이지만 서양에서는 허벌 인센스의 한 종류로 인정받고 있다.

후연향(後煙香:Backflow Incense)

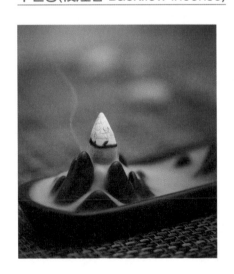

형태와 용도는 뿔향과 거의 같지만 향의 중앙에 구멍을 뚫어서 연기가 아래 방향으로 흘러 내려오게 만든 것이다. 후연향은 백플로우 인센스 콘(Backflow Incense Cone)이라는 긴 이름으로도 불리며 시각과 후각을 동시에 만족하며 장식의 효과를 극대화한다. 전용 향로나 기타 다양한 기물에 올려놓아 향의 연기가 물이나 구름 혹은 안개로 변하는 모습이 시선을 끌게 한다.

둡 스틱(Dhoop stick)

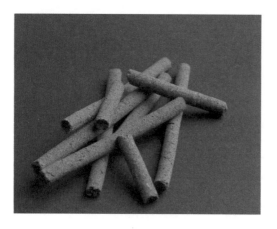

떡볶이 떡처럼 굵은 형태의 인도식 선향으로 둡(Dhoop)이라고 한다. 둡 스틱은 분말을 반죽하여 가래떡처럼 압출시켜 만든다. 태우면 많은 연기와 진한 향기가 나고 연소 시간도 긴 편이다. 실외나 넓은 공간에 사용하기 적합하다. 실내 사용이 많은 우리나라에서는 둡 스틱이 많이 사용되지는 않으나 선향과 둡 스틱의 절충 형태로 수작업으로 만들어 사용 한다. 가장 잘 알려진 둡 스틱은 인도의 찬단 둡(Chandan Dhoop)으로 높은 비율의 백단향을 사용하고 있다. 찬단은 샌달우드(Sandalwood)란 뜻으로 백단향이다.

허벌 인센스(Herbal Incense) & 스머지(Smudge)

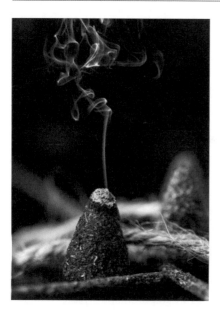

허브 계열의 식물의 잎이나 줄기, 뿌리, 열매, 수지(樹脂) 등을 건조하여 가공하지 않은 원래의 형태를 최대한 유지한 채 태우는 향이다. 주로 막자사발이나 절구를 이용하여 분쇄하며 뿔향 형태나 느슨한 분말 형태로 발향시킨다. 대부분 자연계 식물을 건조 후 숯을 이용하여 태운다. 허벌 인센스는 허브 계열뿐만 아니라 목재 및 수지를 포함한 식물성의 원재료를 되도록 가공 없이 사용한다. 대부분 수작업으로 진행되며 향 재료를 사용자가 직접 선택하고 다듬어 사용하는 경우가 많다.

스머지는 원재료를 가공 없이 다발로 묶어 훈향하는 방식을 말한다.

권향(捲香:Coil Incense)

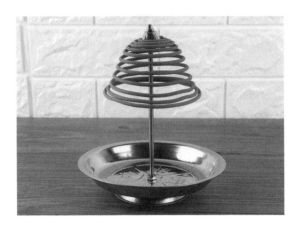

코일 형태의 향으로 여름에 흔히 피우는 모기향을 연상하면 된다. 우리나라에서 권향은 모기향으로 인식되어 벌레 퇴치용으로 알고 있으나 동남아시아를 비롯한 중국이나 일본, 대만 등지에서는 방향용 권향을 쉽게 볼 수 있다. 권향은 회전판을 이용하여 코일 형태로 만든 후 전용 거치대에 올려놓고 향을 피운다. 일반적으로 일직선의 선향 보다 굵고 연소 시간은 1시간부터 12시간 이상 지속되는 향까지 다양하다.

향목(香木:Wooden Incense)

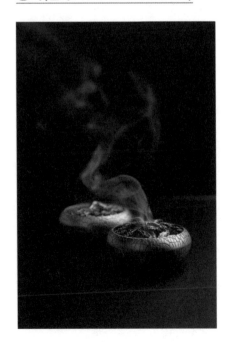

향목(香木)은 우리가 보통 향나무로 칭하는 주니퍼, 침향, 백단 등의 향료를 태워서 발향한다. 인위적인 가공 없이 원재료를 깎거나 갈아서 사용한다. 몰약(沒藥:Myrrh) 같은 자연산 수지(樹脂)도 향목에 포함하기도 한다. 훈향 방법으로는 향료에 모래나 소금 등의 불연재를 바닥에 깔고 숯을 올린 후 향목을 올려 사용하거나 전기 가열식 훈증기를 이용한다.

현대에 와서는 허벌 인센스와 겹치는 부분이 많다. 차이점은 일년생 혹은 다년생 식물보다는 나무로 된 향 재료를 사용하는 것을 분류한 이름이다. 최근에는 향목을 허벌 인센스로 포함하여 따로 구분하지 않는 흐름이지만 우리나라에서는 전통적으로 향목을 고급 향으로 취급하는 경향이 있다.

종이향(紙香: Paper Incense)

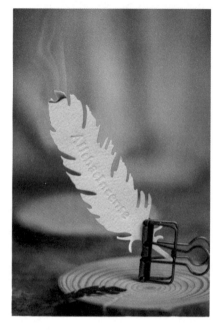

종이에 향료를 스며들게 하여 태우는 형태이다. 향 오일이나 수지를 종이에 스며들게 하여 훈향하는 방식이다. 태우지 않고 옷장이나 책갈피 등 좁은 공간에 두어 정화와 탈취를 하기도 한다. 태우는 방법은 선향처럼 불을 붙인 후 바로 끄게 되면 발향과 동시에 타들어 간다. 대부분 타는 시간은 10분 미만이다. 모양은 메모지나 쿠폰북처럼 생긴 단순한 것에서 다양한 모양으로 디자인된 형태의 종이향이 있다.

최근 한국에서도 종이향을 만드는 재료가 시판되어 다양한 디자인과 기능을 살린 종이향이 수공예로 각광을 받고 있다. 종이향 제조로 많이 알려진 회사로는 프랑스의 파피에르 다르메니(Papier darmenie)와 일본의 하코(Hako) 등이 있다.

명상과 향

명상은 마음을 열고 집중하며 정신을 혼란스럽게 하는 요소에 대한 명확한 이해를 성취하게 한다. 명상을 위해 향을 태우는 것은 산만한 상태로 호흡에 지장을 주는 것을 방지하고 집중과 안정을 위해 사용해 온 동양의 오랜 전통이다.

인도는 명상이 뿌리를 내린 곳이기도 하다. 인도에서는 명상의식에서 2천년 이상의 전통으로 아가바띠로 알려진 향을 사용하여 정신을 맑게 하고, 기도를 하거나 심지어 치유를 위해 사용되었다. 이는 인도 아유르베다(Ayurveda) 의학의 기초를 형성한다. 아유르베다는 힌두교의 대체 의학 체계로 삶의 지혜 또는 생명과학이라는 뜻이다.

오늘날 명상은 복잡하게 얽힌 현대인의 스트레스 해소의 유형으로 확립되고 있다. 스트레스와 함께 정신없이 살아가는 바쁜 현대 사회에서 향과 함께 하는 다양한 명상 유형이 개발되었으며, 의식에 수반되는 향이 차분하고 긍정적인 에너지를 불어넣어 준다. 여러분의 의식이 혼란스럽든 매우 편안하든, 향에 불을 붙이고 명상을 하면서 긍정의 에너지를 통한 마음의 안정과 평화를 느껴보기 바란다.

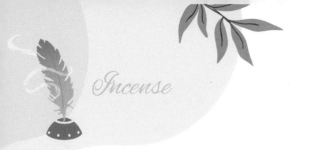

4

인센스 선택과 사용

향을 태우면 좋은 향기뿐 아니라 마음이 진정되고, 불안감을 줄이고 평화와 행복을 찾는데 도움이 된다. 강한 향 연기에 장기간 노출되면 심혈관 합병증의 위험이 증가한다고 알려져 있다. 그러므로 오랜 시간 사용하는 것은 피하고 환기를 자주 하거나 통풍이 잘되는 곳에서 향을 태워야 한다.

향을 켜둔 채 외출하거나 방치하지 말고 사용이 끝나면 향이 완전히 꺼졌는지 확인하여 화재에 주의한다. 사람들은 수천 년 동안 전 세계적으로 안전하게 향을 피워 왔다. 향을 피울 때 조금만 신경을 쓴다면 안전하고 건강하게 향을 음미할 수 있다.

좋은 인센스 고르는 방법

선향(Thread Incense)과 죽향(Incense Stick)은 가장 널리 사용되는 향 형태이며 사용하기도 편리하다.

향을 사용하려면 먼저 고품질의 무독성 재료를 사용하는지 확인하여야 한다. 너무 저렴하거나 생산지를 알 수 없는 향은 선택하지 않는 것이 좋다. 향을 피웠을 때 두통과 메스꺼움이 느

꺼진다면 안전한 향이라고 할 수 없다. 이러한 제품은 대부분 품질과 안전을 생각하지 않고 저가의 재료만을 사용한 경우가 많다.

적절한 인센스를 찾았다면 알맞은 향 받침대를 사용하여 향을 안전하게 태우고, 재를 용기에 떨어뜨려 간단하게 처리할 수 있는지를 확인하는 것이 좋다.

선향과 죽향을 태우기 위한 다양한 재질과 디자인의 받침대가 있다. 일반적으로 향을 피울 때 재를 잘 잡아낼 수 있는 받침과 향 스틱을 고정할 수 있는 구멍이 안정적인지를 살펴야 한다.

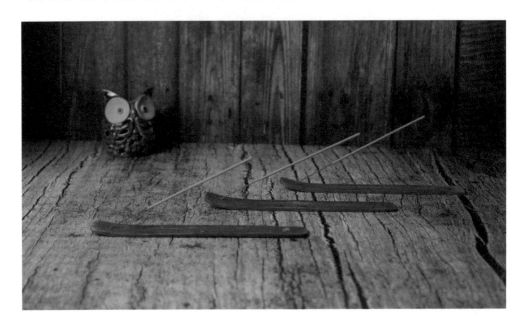

향 받침대(Incense Holder)의 선택

향을 피우기 위해서는 먼저 적합한 향 받침대를 찾아야 한다. '향로'라고 하는 향을 태우는 용기, 또는 향을 거치하고 재를 받아내는 향 받침대(Incense Holder)는 다양한 모양과 크기가 있다. 당연한 얘기지만 어떤 유형의 향을 태우는가에 따라 향을 태우는 향로도 다르다. 향의 길이와 모양에 따라 적합한 향 받침대를 구매할 수 있으며 다양한 불연재를 이용하여 직접 만들 수도 있다.

예를 들어 죽향을 태울 때는 한쪽 끝에 작은 구멍이 있는 길고 얇은 나무, 금속 또는 세라믹 계열의 얇고 긴 나룻배 형태를 사용하는 것이 좋다. 이런 형태는 일반적으로 중앙 아래에 얇은 홈이 파여 있으며 이는 향을 피울 때 떨어지는 재를 받아주는 역할을 한다.

선향을 태울 때는 나무 받침대를 사용하지 않는 것이 좋다. 단단한 선향은 끝까지 타버리므로 가연성 물질로 제작된 받침대를 사용하는 것은 위험하다. 전용 향로가 없다면 그릇이나 컵에 모래, 곡식, 쌀, 굵은 소금 등을 채우고 선향을 안에 꽂아 사용하면 된다. 이쁘고 멋진 모양의 선향 받침대를 원한다면 유리, 도자기, 금속으로 된 그릇 형태의 받침대를 선택하는 것이 좋다. 꼭 향로일 필요는 없으며 마음에 드는 디자인의 그릇이나 컵, 또는 금속 재질로 내부에 향을 태울 수만 있으면 된다. 일반적으로 그릇 형태의 향로는 후연향(Backflow)을 제외한 단단한 모든 향에 적합하며 태우려는 향의 크기를 고려하여 선택하는 것이 좋다.

향(Incense)의 선택

선향은 순수한 향 재료들로 만들어졌으며 내부에 대나무 심(core)이 없다. 향이 가볍기 때문에 침실이나 사무실과 같은 작은 공간에 적합하다. 나무 타는 냄새가 없어 향이 더 부드럽게 느껴지며 고급 제품으로 출시되는 향의 경우 대부분이 선향이다.

선향을 고를 때에는 되도록 단단한 향을 선택하는 것이 좋다. 향이 무르면 부러지기 쉽고 빨리 탄다.

죽향은 향 반죽을 입힌 얇은 대나무 막대기로 만들어진다. 아래쪽 손잡이 정도만 향 재료로 감싸지 않는다. 대나무를 감싼 향 재료는 매끈하고 단단하며, 가늘거나 거칠고 분말이 묻어 있기도 하다. 죽향을 만드는 방법의 차이일 뿐 향을 태우는 데는 문제가 되지 않는다. 다만 분말이 묻어 있지 않은 죽향이 보관이나 이동 중에 가루가 날리지 않아 좀 더 깔끔한 느낌이 든다.

심을 이루고 있는 대나무의 두께도 다양하지만 되도록 얇고 가는 심을 선택하는 것이 좋다. 죽향이 일반적으로 향이 강하다고 느끼는 경우는 대부분 값싼 향 오일과 재료를 사용한 경우다. 대나무 심이 타면서 향에 매캐한 냄새가 영향을 미치는 것이 향이 강하게 느껴지는 원인이 되기도 한다.

최근 향을 입히지 않은 다양한 색상의 죽향이 판매되고 있다. 자신이 원하는 향을 선택하여 향을 입히고 태워보는 것도 또 다른 즐거움이다.

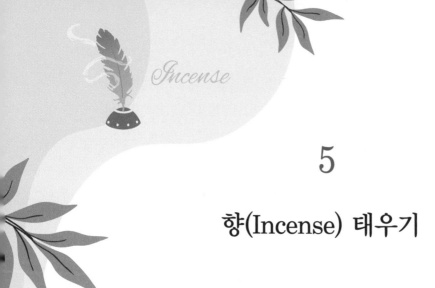

5

향(Incense) 태우기

선향 & 죽향

우리가 흔히 볼 수 있는 형태의 인센스는 선향과 죽향이다. 최근 들어 죽향을 많이 사용하고 있으며 크기와 굵기 등이 다양하다.

1 향을 태울 적당한 장소 찾기

태우는 향들은 향에 따라 다소 차이는 있지만 상당한 연기를 내뿜기 때문에 너무 좁은 공간이나 밀폐된 장소는 피해야 한다. 향 근처에 불이 쉽게 붙는 물건이 있는지 확인하고 커튼과 같은 가연성 물질이 없는지 주의하여 적당한 장소를 찾는다.

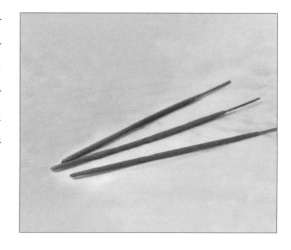

2 불을 붙이고 5초 동안 기다리기

향에 불을 붙이고 불이 붙은 채로 5초 정도 기다린다. 불이 저절로 꺼질 수도 있는데 그때는 향 끝을 살펴보아 빛나는 불씨가 보이면 향이 제대로 타는 것이다. 아무것도 보이지 않고 끝이 칙칙해 보이면 다시 불을 붙여야 한다.

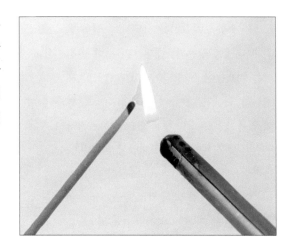

3 부드럽게 불어주기

향 끝에서 빛나는 불씨와 연기가 보이면 부드럽게 향에서 타오르는 불을 끈다. 약 30초 후 약간 떨어진 곳에서도 향을 맡을 수 있다. 연기도 보이지 않고 끝이 칙칙해 보이면 향이 완전히 꺼진 것이다. 그때는 불을 다시 켠 후 향을 부드럽게 입으로 불어주면서 불씨를 살려주면 연기가 피어오르며 향이 타들어간다.

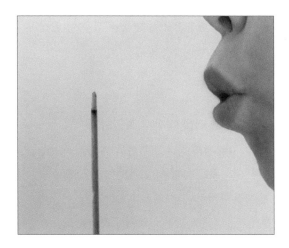

4 향을 받침대에 꽂기

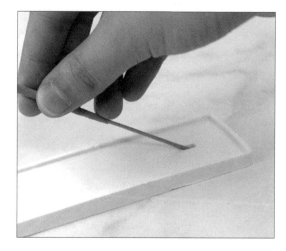

죽향을 사용하는 경우 나무 끝을 받침대 구멍에 꽂는다. 대부분의 죽향 받침대는 비스듬이 꽂게 되어있으며 깔끔한 재 처리를 위하여 향 끝이 받침대 너머로 뻗어 있을 경우 손잡이 부분을 조금 자르거나 향 받침대 전체를 접시나 내열성 받침 위에 올려놓는다.

선향의 경우 향 받침대(Incense Holder) 안에 어느 쪽을 꽂는가는 중요하지 않다. 향로 안에 곡물, 쌀, 소금 또는 모래로 채운 그릇이나 컵을 사용하는 경우, 향이 안전하게 서 있을 수 있게 안쪽으로 부드럽게 밀어 넣는다. 향을 수직으로 세우거나 약간 기울일 수 있다. 향을 비스듬히 꽂는 경우 향 끝이 받침대 둘레 내에 있는지 확인한다. 그래야 재로 인한 청소의 번거로움을 덜 수 있다.

5 향이 꺼질 때까지 확인하기

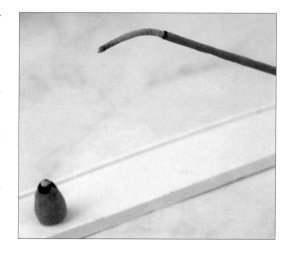

대부분의 향은 크기와 두께에 따라 10~30분 동안 타게 된다. 향이 자연스럽게 꺼질 때까지 자리를 뜨지 말아야 한다. 무엇이든 불타고 있는 상태에서 자리를 뜨는 것은 화재의 위험이 있다.

중간에 향을 꺼야 한다면, 향로를 사용할 경우 불이 붙은 부분을 거꾸로 꽂으면 된다. 향로가 아닌 경우는 물에 담그거나 휴지에 물을 적셔 살짝 눌러주면 잘 꺼지고 다시 불을 붙이기가 쉽다.

뿔향 & 후연향

뿔향(Incense Cone)과 후연향(Backflow)은 태우면 많은 향기로운 연기를 내뿜는다. 향을 태우려면 뿔끝에 주황색의 불이 완전히 정착된 것을 확인한 후 내열 용기에 넣고 태운다. 뿔끝이 주황색으로 빛나면서 연기를 뿜어내면 향을 즐길 준비가 된 것이다. 후연향은 전용 향로에 올려놓으면 멋진 향과 함께 멋진 향연(香煙)을 볼 수 있다. 향이 타고난 후 갈색의 액체가 흘러내린 자국이 보이는 것은 향에 남아 있던 수분이 산화 과정에서 흘러내리는 것이다. 조금 지저분한 느낌이 들기는 하겠지만 지극히 정상적인 현상이다.

1 내열 용기 찾기

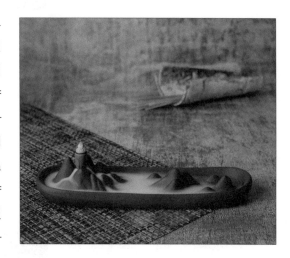

뿔향은 많은 열을 발생시키므로 재떨이나 세라믹, 금속 그릇과 같이 고열을 안전하게 견딜 수 있는 재질의 받침대를 찾는 것이 중요하다. 뚜껑을 통해 향 연기를 분산시킬 수 있는 전용 용기를 사용하면 향연이 분산되어 좀 더 부드럽게 느껴진다. 선택한 용기의 바닥에 약 1cm 두께의 굵은 소금이나 모래 등을 펴서 향 오일과 열로 인한 얼룩을 대비한다. 후연향은 전용 향로를 이용한다. 전용 향로가 없으면 뿔향의 받침대와 동일한 방법으로 사용하면 된다. 커튼, 전등갓 또는 종이와 같은 인화성 물질에서 멀리 떨어진 안전한 곳에 받침대를 사용한다.

2 불 붙이기

향 뿔에 불을 붙이고 5초 이상 기다려 불이 확실히 붙도록 기다려준다. 향 뿔이 주황색으로 변하면 불을 끄고 받침대 바닥에 고정한다. 보통 성냥이나 라이터를 사용하여 불을 붙이는데 화력이 약하면 10초 이상을 불을 켠 채 기다려야하는 경우도 있다. 자주 향을 사용할 경우 라이터형 미니 토치를 권장한다. 화력이 세고 오랜 시간 불을 붙여도 안전하다. 일반 라이터는 장시간 불을 붙이면 라이터의 금속 면에 의해 손의 화상 위험이 있다. 토치가 없으면 촛불을 이용하여 불을 붙이는 방법도 있다. 불을 붙일 때 되도록 핀셋이나 전용 집게를 이용하여 화상을 입지 않도록 주의한다.

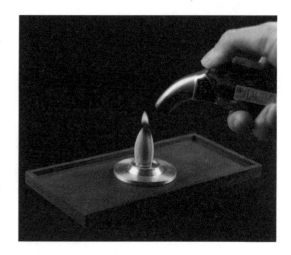

3 불꽃 확인하기

큰 불꽃이 사라지면 향의 뿔 부분이 계속 주황색으로 빛난다. 불을 붙이고 난 후에도 향 끝이 어두워 보이면 타는 부분이 주황색이 될 때까지 다시 불을 붙여야 한다. 제품마다 조금씩 다르기는 하지만 후연향의 경우 불이 붙고 얼마간 기다려야 연기가 아래쪽으로 흐른다.

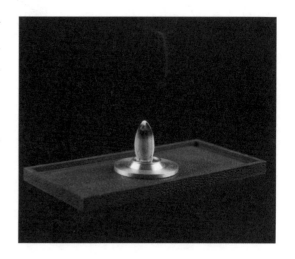

4 향 올려놓기

뽈향에 불이 완전히 붙은 후 향 받침대에 안정적으로 올려놓는다. 안정적이라는 뜻은 향 받침대에 깔아 놓은 소금, 모래 등에 뽈향이 넘어지지 않도록 고르게 배치하여야 한다.

후연향은 뒷면의 구멍과 전용 향로의 구멍을 일치시켜 연기가 아래쪽으로 잘 흐를 수 있도록 하여야 한다. 향에 불이 붙어 있는 경우 화상에 주의하고 되도록 핀셋이나 향 전용 집게를 사용하는 것이 좋다.

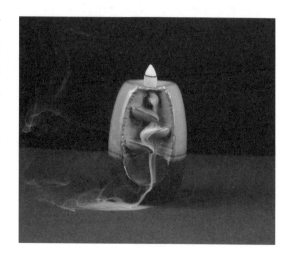

5 연소 후 불씨 주의하기

뽈향과 후연향은 연기가 나지 않아도 불씨가 남아 있는 경우가 많다. 외부에서 보면 다 타고 재만 남은 것 같아도 내부에 불씨가 살아 있어 화상이나 화재에 주의하여야 한다. 제품에 따라 연소가 다 된 후에도 모양을 그대로 유지하고 있기도 한데 손으로 만지지 말고 향 전용 집게 핀셋을 이용하여 내부의 불씨를 확인하고 재를 처리하도록 한다.

허벌 인센스(Herbal Incense) & 스머지(Smudge)

허벌 인센스는 허브 계열의 식물성 향재로 흔히 사용되는 쑥뜸을 연상하면 된다. 쑥은 불을 붙이면 자체로도 잘 타지만 허벌 인센스로 사용되는 대부분의 향 식물은 자체로 잘 타지 않아 외부의 열원을 필요로 한다.

스머지용 향재는 작은 다발로 묶어 태운다. 태운다는 의미는 불을 붙여 연기를 내는 훈향을 뜻하며 화염이 일게 되면 연기가 발생하지 않는다. 스위트 글라스, 세이지, 쑥과 같은 향재가 비교적 스머징(smudging)이 수월하다. 그 밖의 스머지는 숯을 이용하거나 도우 베이스를 스프레이로 분사 후 건조하여 훈향한다.

다음은 느슨한 형태의 허벌 인센스와 가공되지 않은 수지 덩어리를 태우는 방법에 대해 알아본다.

1 숯불에 태우기 – 허벌 인센스 & 수지

숯불을 이용하는 것은 가장 전통적인 방법이다. 향을 태우기 위해 먼저 숯과 향로를 준비한다. 향로는 강한 열에 견딜 수 있는 금속이나 세라믹을 이용한다. 마땅한 향로가 없으면 강화 유리나 세라믹 접시에 불연재를 깔고 숯을 피워도 된다. 숯은 인센스용 목탄 디스크를 별도로 구매하거나 직접 만들어도 된다. 일반 바비큐용 숯에서 작은 조각을 모아 사용하는 것도 하나의 방법이다.

허벌 인센스의 경우 숯불이 강하면 연기가 나기도 전에 향료가 다 타버리고 만다. 수지와 허벌 인센스 모두 숯의 표면이 하얗게 재로 변하고 불이 약해졌을 때 올려야 향연(香煙)을 즐길 수 있다. 일반 숯을 이용하는 경우 불이 너무 강하면 숯 위에 호일을 접어서 올려놓고 향을 태운다.

처음부터 많은 수지나 향 재료를 올려놓지 말고 연기를 확인하면서 조금씩 올려놓는다. 특히 수지는 작은 조각부터 올리기 시작해서 화력과 연기를 확인하며 큰 조각을 올려놓는다. 연기가 너무 많이 나면 숯에서 향 재료를 떼어내고 잠시 따로 놓아두고 불이 약해지면 다시 올리거나 호일을 숯 위에 덧대고 향료를 올린다. 또는 향료에 소금이나 스톤 파우더를 조금씩 뿌려주면 향이 천천히 연소된다.

숯불을 급하게 꺼야 하는 경우는 싱크대나 외부로 나가 물을 부으면 된다. 오븐 장갑이나 집게를 이용하고 화상의 위험이 있으니 절대 맨손으로 향로를 잡아서는 안 된다. 불을 끌 때 숯불이 강하면 열로 인해 물이 튀어 주변이 엉망이 될 수도 있으니 주의해야 한다. 제일 좋은 방법은 모래로 덮는 것이다

2 버닝 파우더(Bunning Powder)로 태우기 – 허벌 인센스 & 수지

버닝 파우더는 잘 타지 않는 향 재료를 태울 수 있도록 도와주는 산화제 분말이다. 버닝 파우더 자체로는 불이 붙지 않고 향 재료에 버닝 파우더를 섞어 태우면 숯이나 외부의 화력 없이도 연소가 된다. 너무 많은 양을 섞으면 불이 붙을 수 있으니 향 재료의 3~5%만 섞어 사용한다. 버닝 파우더를 사용하는 것은 향 재료를 태우는 가장 쉬운 방법이다.

수지의 경우에는 막자사발에 갈아 분말

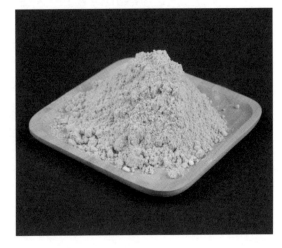

로 만든 후 버닝 파우더와 함께 섞어서 태워야 한다. 버닝 파우더는 향 재료 내부에 산소를 발생시켜 재료가 잘 타도록 도와주는 연소재로 덩어리진 수지에는 효과가 없어 사용하지 않는다.

3 오일 워머(Oil Warmer) 사용하기 - 수지

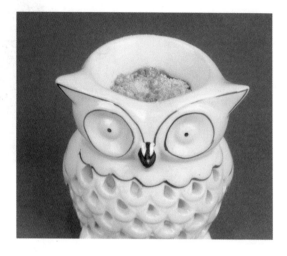

방향 도구로 사용하는 오일 워머(Oil Warmer)를 사용하여 발향하는 방법이다. 보통 오일 워머는 세라믹과 유리의 두 가지 유형이 사용된다. 보통 아로마테라피나 타르트 향초의 발향을 위해 사용 한다.

사용 방법은 먼저 소량의 식물성 기름을 워머에 붓는다. 보통 반 정도 채우면 된다. 식물성 기름은 집에서 흔히 사용하는 식용유를 사용한다. 콩기름, 올리브오일, 옥수수유 등 식물성 기름이면 관계없다. 호호바나 코코넛 같이 무거운 오일은 향이 발산되지 않기 때문에 사용하지 않는 것이 좋다.

오일에 약간의 수지를 첨가한 후 분말 형태는 약 1티스푼 정도 넣어 주고 알갱이 형태라면 완두콩 크기의 조각을 3~4개 넣는다. 다음은 티 라이트를 켜고 오일 워머에 조심스럽게 넣어준다.

이 방법은 기름을 데워 발향하는 스타일로 오일 워머의 크기, 재질, 오일 양에 의해 향의 발산 정도가 다르다. 대부분 몇 분이면 향이 나기 시작하지만 상황에 따라 더 오래 걸리는 경우도 있다.

4 알루미늄 호일(Aluminum Foil)로 태우기 – 수지

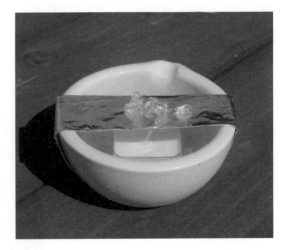

숯도 없고 버닝 파우더도 없을 때 알루미늄 호일과 티라이트로 수지를 태우는 방법이다. 전용 도구도 없이 왜 이렇게까지 수지를 태워야 하는지 의문을 가질 수도 있다.

오래전 필자가 해외여행을 다녀온 지인에게서 수지(유향)를 선물로 받았다. 숯불에 태우면 된다는 말을 들었지만 인터넷도 없던 시절이라 어떻게 태워야 할지 난감했다. 준비된 도구가 없어 고민 끝에 바비큐용 숯을 사서 크고 튼튼한 세라믹 국수 사발에 힘들게 숯을 피웠다. 그리고 숯불에 수지를 한 움큼 집어넣었다. 상상이 가겠지만 온 집안이 난리가 났다. 자욱한 향 연기와 함께 화재경보가 울렸다. 당황해서 물을 부었고 달궈진 숯불에 의해 연기는 더욱 거세게 났다. 물 튀기는 소리와 함께 주변이 엉망이 되었다. 향에 대해 아는 것이 없어 저지른 무지의 사고였다. 지금처럼 향로 없이 수지를 태우는 방법을 알았더라면 그런 법석은 떨지 않았을 것이다.

❶ 티라이트를 넣을 수 있는 공간을 확보하며 불연재 사발에 알루미늄 호일로 감싼다.
❷ 티라이트를 켜서 알루미늄 포일을 달군다.
❸ 호일이 뜨거워지면 수지의 작은 조각을 올려 타는 정도를 확인한다. 적당한 연기를 내며 타도록 불을 조절하며 태운다.

Incense

2

쉽게 만들어
사용하는 인센스

2장은 인센스를 간단히 만들어 사용하는 방법과
단독으로 사용하는 향 재료에 관한 내용이다.

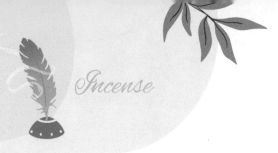

1

빠르게 만들어 사용하는 인센스

전통적으로 인센스를 신성한 의식에 주로 사용했던 이유는 향이 귀하고 소중한 가치가 있어서였다. 현대에 와서는 향료를 구하기가 비교적 쉬워지면서 취미나 향기 용품으로 점차 변화하고 있다. 생활용품으로 집안의 잡냄새를 제거하거나 명상이나 요가 등에 활용하여 집중과 편안한 분위기를 연출하기도 한다. 또한 아로마테라피와 같은 심신의 치유에 활용하기도 하며 인센스를 만드는 자체를 즐기기도 한다.

대부분의 문화 상품이 그렇듯이 인센스를 사용하는 과정도 비슷하다. 단순한 따라하기로 시작해 전문적인 지식과 숙련을 요구하는 단계로 발전한다. 이번 장에서는 인센스에 대해 가볍게 접근하여 쉽게 만드는 방법과 주변에서 쉽게 구할 수 있는 향료를 이용하여 단품으로 훈향하는 방법을 소개한다.

보통 인센스를 접하는 첫 번째 단계는 인센스를 구매하여 사용하는 것이다. 좋은 인센스를 고르는 방법을 터득하고 다양한 종류의 인센스를 사용하며, 인센스의 특성과 기능을 체험하는 것이다. 때로는 잘못 선택하여 기분을 망칠 수도 있겠지만, 그 또한 더 높은 단계의 인센스 사용을 위한 지식이 된다.

두 번째 단계는 자신만의 인센스 세계를 추구하는 것이다. 첫 단계를 거치며 자신에게 잘 맞는 인센스를 찾게 되고 사용 방법과 특성을 파악하게 된다. 이때부터는 반제품 인센스를 구매하여 향 오일을 입혀 사용하거나 직접 만들기를 시도하게 된다. 실수도 하고 엉망으로 만들어 실망도 하지만 점차 자신만의 인센스 세계를 만들어간다.

세 번째 단계는 원하는 기능과 목적에 맞는 인센스 레시피를 작성하고 직접 재료를 선택하여 인센스를 만드는 단계이다. 인센스 재료의 특성과 품질을 파악하고 직접 재료를 가공하거나 재배하기도 한다. 또한 여러 재료를 혼합하여 새로운 레시피를 개발하기도 하며 인세스의 기능과 성능을 평가하기도 한다.

여기서 설명하는 빠르게 만들어 사용하는 인센스는 두 번째 단계로 향이 첨가되지 않은 반제품 인센스를 준비하여 향 오일을 입혀 사용하는 방법과 단품으로도 많이 사용되는 향재를 소개한다.

1. 죽향(Incense stick)

<u>향이 없는(무향) 인센스 스틱 준비</u>

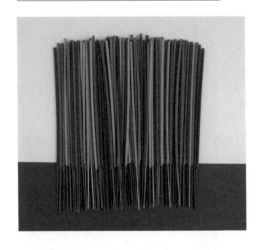

향 오일을 입히지 않은 반제품 죽향은 온라인이나 전문점에서 구입할 수 있다. 다양한 색상의 죽향이 있으며 가격도 저렴한 편이다. 죽향을 선택할 때 대나무 심이 너무 두꺼운 것은 좋지 않다. 향을 입혀야 하므로 적당한 두께와 길이의 죽향를 선택한다. 색의 유무는 개인의 취향일 뿐 향을 태우는 데는 영향이 없다.

<u>좋아하는 향 오일을 고르거나 조향한다</u>

원하는 프러그런스 오일이나 에센스 오일을 이용한다. 향을 섞어(조향) 원하는 향 오일을 만들거나 좋아하는 단품 향 오일을 준비한다. 향 오일 : 인센스 향 베이스=6:4 또는 향 노트에 준하여 적정 비율로 섞어준다. 인센스 향 베이스가 없으면 원액을 그대로 사용하여도 된다. 인센스 향 베이스를 사용할 경우 향이 안정화되어 발향이 부드럽고 오래가며 멀리 퍼지게 된다.

향 오일 입히기

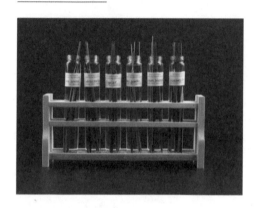

세라믹 접시에 죽향을 올려놓은 후 향 오일을 부어 향 오일이 충분히 스며들도록 한다. 유리관이나 눈금 실린더가 있으면 향 오일을 입히기가 좀 더 쉽다. 실린더 안에 향 오일을 담고 충분히 스며들면(약 10분 이상) 꺼내 말린다. 스프레이를 사용하여 향 오일을 죽향에 뿌리는 것도 하나의 방법이다. 이때는 비닐봉지 안에 죽향을 넣고 향 오일이 공기 중에 날리지 않게 스프레이로 봉지 안에서 분사하여 향 오일이 충분히 스며들도록 한다.

건조하기

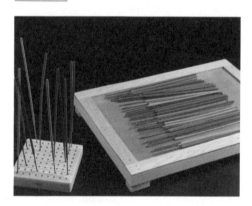

향이 스며들고 표면에 오일기가 없으면 바로 사용이 가능하다. 그러나 보통은 향 오일이 안정화되려면 24시간 정도 소요된다. 되도록 하루 이상 기다려 향이 안정화되면 사용할 것을 권한다. 죽향을 건조되는 동안은 향을 태우지 않아도 훌륭한 방향제 역할을 한다.

건조할 때는 사용하지 않는 머그컵이나 유리컵에 대나무 손잡이가 위로 향하도록 꽂아 두었다가 통풍이 잘되는 채반에 뉘어서 건조한다. 계속 거꾸로 꽂아 건조시키면 중력에 의한 '향의 쏠림' 현상이 발생할 수 있으니 향 오일이 어느 정도 빠지면 눕혀서 건조한다. 그리고 가끔한 번씩 뒤집어 주고, 섞어 주어 고르게 건조되도록 유도한다.

첨가제의 사용

건조된 죽향을 그대로 사용하여도 되지만 향이 오래 지속되고 부드럽게 하기 위해 DPG(Di-propylene Glycol) 원액에 담갔다가 다시 24시간 건조하여 사용한다. DPG는 안전성이 높은 보습제로 화장품 재료로 많이 사용한다. 향 오일 베이스를 사용하는 경우에는 DPG 첨가 과정을 생략한다. 시중에 판매하는 향 오일 베이스에는 향 오일의 안정화 성분이 포함되어 있어 다른 첨가제를 사용하지 않아도 된다.

눈금실린더를 이용한 향 입히기

약 20cm의 죽향에 향 오일을 입히기 위해서는 50㎖의 눈금실린더가 편리하다. 죽향을 온전히 담그는 것이 가능한 크기로 적은 양의 향 오일로 작업이 가능하다.

❶ 눈금실린더에 죽향을 손잡이가 위로 향하게 담는다. 보통 20여 개 정도 들어간다.

❷ 원하는 향 오일 30㎖와 향 베이스 20㎖를 혼합한다. 향 노트에 따라 비율은 탄력적으로 조절하여 혼합한다. 베이스 노트는 향 오일의 양을 늘리고 탑 노트는 향 오일의 양을 줄인다. 향 노트를 모르는 경우 향이 강하게 느껴지면 향 오일을 줄이고 향 베이스를 늘린다. 향이 약하게 느껴지면 향 오일의 양을 늘리고 향 베이스를 줄인다. 미들 노트(중간 정도의 향)나 조향을 한 경우라면 향 오일:향 오일 베이스는 표준인 6:4로 한다.

❸ 죽향이 담겨 있는 눈금실린더에 향 오일을 손잡이 부분을 제외하고 완전히 잠기도록 붓는다. 담겨 있는 죽향의 수량에 따라 다르지만 보통 25~40㎖ 안팎으로 가득 찬다.

❹ 죽향을 약 10분 정도 담갔다가 뺀 후 남은 향 오일을 별도로 보관하고 잔류 향 오일을 빼내기 위해 죽향을 다시 눈금실린더에 담아둔다. 향 오일이 외부로 흐르지 않을 때까지 기다린 후 다시 꺼내 통풍이 잘되는 채반에 올려놓고 건조한다. 향 쏠림을 방지하기 위해 자주 섞어준다.

❺ 건조시간은 보통 24시간 정도이다. 향이 안정화 되는 시간으로 보통 하루나 이틀 지난 후 사용하면 된다. 건조된 죽향을 한지나 화선지에 싸서 옷장이나 신발장에 보관하면 방향제 역할을 한다. 다만 너무 습한 환경은 피하도록 한다.

2. 뿔향 & 후연향(Incens con & Backflow Incense)

1 향을 입힐 뿔향 또는 후연향을 담아 놓고 향 오일을 입힐 수 있는 적당한 크기의 비커를 준비한다. 비커는 2개를 준비하는 것이 좋다. 하나는 향 오일에 담그기 위한 것이고 또 하나는 향 오일에서 건져내어 담아두는 용도이다.

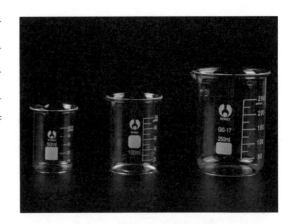

2 향이 없는 뿔향 또는 후연향을 준비한다. 색상이 없는 것과 있는 것의 차이는 없다. 단지 시각적인 효과와 향을 입혔을 때 향을 구분하기 위한 수단으로 사용 된다. 좋은 뿔향과 후연향은 태웠을 때 매캐한 자극적인 냄새가 나지 않으며 연소 후 재가 흩어지지 않는다.

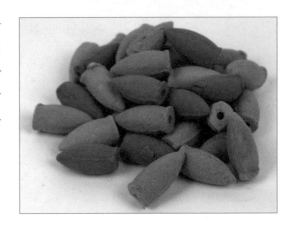

3 향 노트나 향의 강도를 계산하여 향 오일과 향 베이스를 적정 비율로 혼합하다. 준비된 인센스의 양에 따라 다르기는 하지만 향 오일은 비커의 1/2 이상 준비하는 것이 좋다.

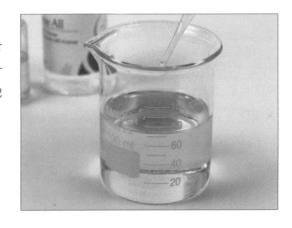

4 향 오일이 충분히 스며들 수 있도
록 10분 이상 담가둔다. 향 오일이
골고루 스며들 수 있도록 인센스의 상하
위치를 수시로 바꿔주며 향이 골고루 스
며들도록 유도한다.

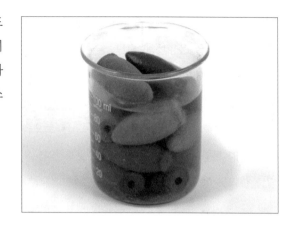

5 핀셋이나 젓가락으로 향 오일에
담긴 인센스를 건져서 다른 비어
있는 비커에 옮긴다. 흡수되지 않은 향
오일은 흘러내리도록 충분히 기다린다.

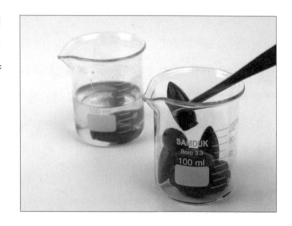

6 인센스에서 향 오일이 더 이상 흘
러나지 않을 정도로 기다린 후 키
친타올이나 면을 깔고 인센스를 올려놓
는다. 건조 채반이 있으면 바로 올려놓고
건조하여도 된다. 인센스는 세우지 말고
눕혀 놓고 자주 돌려가면서 건조한다. 세
워서 건조하게 되면 향 오일이 중력에 의
해 아래쪽으로 쏠리는 '향 쏠림 현상'이
발생한다.

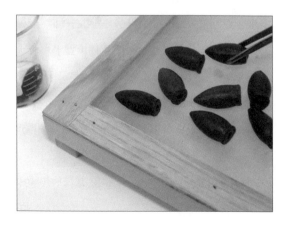

7 통풍이 잘되는 그늘에서 24시간 이상 건조한다. 건조 과정에서 향이 안정화 된다.

3. 단품으로 사용하는 허벌 인센스(Herbal Incense)

허벌 인센스는 '푸른 풀'이라는 라틴어 허바(Herba)에서 유래되어 향과 약초라는 뜻으로 사용되고 있다. 과거에는 주로 약초나 관상용으로 사용되었지만 현대에 이르러 식용으로서의 가치 및 활용도가 높아지고 있다. 현재 세계적으로 약용과 식용으로 사용되는 허브류(향신료)는 약 140여 가지 정도로 알려져 있다.

우리는 건강을 위해 여러 가지 방법으로 허브를 활용한다. 요리에 이용하는 것은 물론이고 차나, 녹즙, 팅크쳐(tinctures)[1]등 다양한 방법으로 활용되고 있다. 그중 허브 계열의 식물에서 추출한 아로마테라피가 인기 있는 건강 및 웰빙의 유행어가 되기도 하였다. 아로마테라피를 향 치료의 일종으로 생각하는 경향이 있는데 꼭 그렇지만도 않다.

향기로운 식물 입자를 액체 형태로 증류하는 기술이 있기 훨씬 전에도 사람들은 여전히 아로마테라피를 통해 건강을 추구할 수 있었다. 아침에 꽃밭을 걷다 보면 햇살이 화려한 꽃잎을 따뜻하게 만들며 향이 발산되어 사람들의 기분을 밝고 상쾌하게 만든다. 이것은 오랜 인류의 자연스럽게 심신의 건강을 사로잡은 아로마테라피 경험일 것이다.

집에서 향을 내기 위해 허브를 태운 적이 있다면 식물의 유익한 측면과 상호작용하는 또 다른 방법을 경험한 것이다. 의도적으로 향을 사용하기 위해 태우는 것을 훈향이라고 한다. 북미나 유럽에서는 훈향을 스머지(sumdge)로 지칭하였으며 허브 계열의 식물을 태워 다양한 의식을 행하기도 했다.

불을 붙여 연기를 통해 향을 내는 것은 앞에서 설명한 대로 아주 오랜 역사를 지니고 있다. 훈향은 의식적으로 허브 계열의 향 물질을 태우는 것으로 그 재료는 생각보다 가까이에 있다. 전 세계에서 사용되는 대부분의 허브는 집 안 화분이나 정원 또는 근처의 야산에 널리 퍼져 있다.

---

[1] 식물이나 과일 등을 알코올 또는 당분 등 보존 성분이 있는 액체에 밀봉하여 추출, 발효 등을 활용하여 사용하는 방법

말린 허브나 수지(樹脂)를 태울 때는 내열성 용기가 필요하다. 우리는 전통적으로 화로를 많이 사용하였으나 현대에서는 거의 찾아볼 수 없는 과거의 유물이 되었다. 현재는 전용 향로나 금속 또는 세라믹으로 만든 내열성의 용기에 모래나 소금, 조개류의 분말 등을 바닥에 깔고 허브를 태운다. 수지와 허브를 같이 사용하는 경우 허브 아래에 숯을 피워 훈향을 유지할 수 있게 한다. 다음은 일반적으로 다른 종류의 향 재료를 혼합하지 않고 단독으로 이용되는 향 식물과 사용하는 방법이다.

세이지(Sage)

북아메리카에서 가장 잘 알려진 의식용 훈향 식물(smudge plant)로, 명상, 청소, 정화에 사용되었다. 아메리카 원주민들은 싸움이 끝난 후 육체적, 정신적 피폐를 정화하기 위하여 세이지 향을 피웠다. 또한 부정적인 사람이 남긴 에너지를 정화하기 위해 안 좋은 인연의 사람이 다녀가면 집안 곳곳에 세이지 연기를 피웠다. 그리고 집안의 좋지 않은 냄새를 제거하거나 기도를 할 때도 세이지를 태웠는데 연기를 타고 소원이 하늘에 닿는다고 믿었다.

세이지는 강하고 향기로우면서 약간 쓴맛이 있어서 채소, 샐러드, 소스, 수프, 치즈에 맛을 내는 데 사용하기도 한다. 향이 강하므로 요리에 넣을 때는 소량을 사용한다. 알려진 약효로는 정신안정 작용과 위장장애, 소화불량에 유효하다. 또한 항당뇨 효능과 구강 청량 및 구취 방지 작용이 있다.

태우는 방법은 향로에 숯을 넣고 상부의 숯이 하얗게 변했을 때 건조된 세이지를 올려 연기를 낸다. 또는 세이지를 작은 다발 형태로(smudge) 묶어 태우거나 잘게 부수어 숯과 함께 태운다.

스위트 글라스(Sweet Grass)

세네카풀(Seneca Grass), 성초(Holy Grass), 바닐라풀(Vanilla grass)이라고 불리는 이 허브의 정식 명칭은 히에클로이 오도라타(Hierochloe odorata)이다. 매우 강건한 다년생 식물로 북극권까지 자랄 수 있다. 잎은 딱딱한 줄기가 없어서 높이가 약 20cm까지만 자란 다음 옆으로 누워 늦여름까지 가로로 100cm 이상도 자란다. 토양 표면 바로 아래에 있는 잎의 바닥은 넓고 흰색이며 털이 없다. 야생에서 잎의 밑면은 광택이 있고 기저부는 자주색이며 토양에 인(P)이 부족하면 자홍색을 띤다.

스위트 글라스는 태웠을 때 가볍고 달콤한 향기가 나며 종종 세이지와 함께 사용된다. 북미의 원주민들은 세이지로 나쁜 에너지를 쫓아낸 후, 긍정적인 에너지를 끌어들이기 위해 스위트 글라스를 피웠다. 북유럽도 성스러운 날 교회 문 앞에 뿌려져 있었는데 아마도 밟혔을 때 발생하는 달콤한 냄새 때문이었을 것이다. 프랑스에서는 사탕, 담배, 청량음료 및 향수에 사용되었고 러시아에서는 차의 맛을 더하기 위해 애용하였다. 또한 보드카에 좋은 향이 나도록 하는 데 사용되기도 하였다.

훈향 방법은 북유럽에서는 보통 연기를 발산하도록 불을 붙이고 난 후 서서히 연기가 나게 태우거나 잎을 뜯어 약한 숯불에 올려 훈향 한다. 대부분 판매되는 상태로 향을 피우는 경우가 많은데 너무 건조가 잘 된 것은 연기가 나지 않고 타버리는 경우가 있고 건조가 덜된 것은 타들어 가지 않아 빙빙 돌리고, 불고 난리를 친다. 보통 숯을 이용하거나 버닝 파우더를 이용하면 쉽게 향을 즐길 수 있다.

프랑킨센스(유향:Frankincense)

영어 단어 Frankincense는 "고품질 향"을 의미하는 고대 프랑스어 표현 'franc encens'에서 파생되었다. 프랑스어에서 프랑(franc)이라는 단어는 "고귀한(noble)" 또는 "순수한(pure)"을 의미한다.

유향나무는 약 8~10년생부터 수지를 생산하기 시작한다. 나무에 상처를 내면 수액이 나오며 1년에 2~3회 수행하여 수확된다. 일반적으로 불투명한 수지가 최고의 품질이다.

유향은 매년 수천 톤이 향수의 재료와 종교의식에 사용되고 있다. 유향은 훈향 및 향수, 천연 의약품, 에센셜 오일의 제조업체에 의해 매해 많은 양의 유향이 소비가 증가되고 있어 공급이 수요를 따라가지 못하고 있다. 대부분의 유향은 소말리아 및 인도에서 나왔지만 오만, 예멘 및 서부 아프리카에서도 생산되고 있다.

유향은 몰약과 함께 항박테리아 특성과 혈액순환을 돕는 것으로 알려져 있으며 훈향 하여 흡입하기도 하고 몸에 바르기도 한다. 많은 국가에서 몰약과 함께 유향은 금처럼 소중히 여기며 명상과 치유에 사용된다. 특히 유향의 연기는 영혼을 정화하고 보호하는 것으로 오랜 전통으로 전해지고 있다. 민간에서는 누군가를 놓아줘야 할 때나 죽음으로의 전환을 편안하게 하는데 도움이 된다고 한다.

태우는 방법은 향로에 숯을 피워 상부에 숯이 하얗게 변할 때 덩어리 유향을 올려 향을 내는 것이 전통적인 방법이다. 분말로 만들어 선향 또는 뿔향이나 후연향을 만들어 사용하기도 한다.

몰약(Myrrh)

몰약을 뜻하는 영어 단어 'myrrh'는 아람어(Aramaic)로 '맛이 쓰다'라는 뜻의 'מורא(murr)'에서 유래한다. 영어 단어 몰약(Myrrh)은 히브리(Hebrew) 성경에서 온 단어이다. 정식 명칭은 콤미포라 미르라(Commiphora myrrha)로 쓴맛이 나며 향기가 좋고 노란색을 띤 적갈색의 함유수지(含油樹脂) 고무이다.

몰약은 나무껍질이 자연히 쪼개지거나 상처를 내면 나무껍질 속에 있는 수지관(樹脂管)에서 액체가 흘러나온다. 공기에 노출되면 이 액체는 점점 딱딱해지면서 방울들과 불규칙한 덩어리들을 만드는데 이것을 '눈물(Tears)'이라 부른다. 주요 생산지는 아라비아반도의 오만, 예멘 과 아프리카의 지부티, 에티오피아, 소말리아, 케냐 북동부 등지가 주요 생산지다.

몰약은 주로 훈향, 향수, 화장품, 에센스 오일, 약제 등 다양하게 이용되고 있다. 일반인들에게는 기독교 경전에서 동방박사들이 아기 예수에게 황금, 유향, 그리고 몰약을 선물한 것으로 유명하다.

주로 구강의 감염과 염증 치료 등 약제로 사용되었고, 몰약을 포함하고 있는 구강 세정제나 치약은 치은염 치료에 효과적인 것으로 알려져 있다. 고대 이집트에서는 미라를 만들 때 방부제로 사용된 필수적인 향약이었다. 기원전 1세기 이전에 몰약은 포도주가 발효돼 식초가 되는 것을 막는 데 사용됐으며, 그리스와 로마에서는 뱀에 물렸을 때 효과적인 치료약으로 처방됐다는 기록이 있다. 인디언들은 순환장애, 신경장애, 관절염 등의 치료를 위해 몰약을 쓰는 등 서방에서는 몰약이 강력한 방부효과를 내면서 신체의 고통을 덜어주고 치료과정을 가속화 하는 물질로 인정받아왔다.

과학의 발전과 함께 현대로 오면서 몰약의 중요성이 점차 감소하다가 최근에 암 예방과 전이 억제 등의 효과가 밝혀지면서 의학적 연구와 관심이 늘어나면서 가치가 높아지고 있다. 몰약은 함염, 항균, 항바이러스 비민감성이며 방부효과·수렴(收斂)효과가 있고, 의약품으로서는 위 내 가스 제거제와 관절염, 자궁경부, 여성질환 치료제와 피부질환 약재로 쓰이고, 몰약 팅크 제제는 잇몸 및 구강 질환의 통증을 완화하는 데 쓰인다. 몰약에서 증류시킨 정유(Essential Oil) 는 귀한 향수의 구성 성분이 되고 있다.

신약 성서에 언급되어있는 몰약은 기독교 전례 행사에서 많이 사용되는 향이다. 동양과 서양 의 많은 성당과 교회 등 종교의식에 많이 사용하며 기독교뿐만 아니라 이슬람교 및 힌두교 등 다양한 종교행사에 사용하기도 한다. 몰약은 종교적 색채가 있는 것은 아니며 귀한 향료를 봉 헌한다는 의미를 가지고 있다. 일반인은 몰약을 명상, 영성, 행복, 변형, 힘, 자신감 및 안정에 사용된다.

숯불에 태우거나 분말을 버닝 파우더를 혼합하여 향로에 넣어 훈향한다. 분말 형태로는 모든 인센스에 적용이 가능하다.

장미(Rose)

사람들이 향을 위해 말린 장미 꽃잎을 태운다고는 생각하지 못했을 것이다. 장미(Rose)는 장 미과 장미속(Rosa)에 속하는 관목의 총칭이다. 야생종 장미는 주로 북반구의 온대와 한대 지방 에 분포한다. 오늘날 장미는 야생종 사이의 잡종이거나 그 개량종으로, 주로 향료용·약용으로 재배되어 오다가 중세 이후에 관상용으로 개량하여 재배하게 된 원예종이다.

세계의 장미 재배 역사는 매우 오래 되었다. 고대 이집트, 고대 바빌로니아, 고대 페르시아, 고대 중국 등 여러 지역에서 여러 가지 종류의 장미가 재배되었다는 사실이 벽화를 통해 알 수 있는데 관상용으로 재배된 시기는 약 3천년 이상 되었을 것으로 추정된다.

장미는 기원전 야생의 장미가 향료나 약용으로 채취되었다가 차츰 실용적인 측면과 관상용 으로 재배하게 되었다.

우리나라의 경우 서양 장미가 도입되기 전까지 '장미(牆蘼, 薔薇)'라는 말은 장미 속의 찔레꽃(Rosa multiflora)·해당화(Rosa rubiginosa)·월계화(Rosa chinensis) 등을 부르는 말이었다. 역사 속에서 장미를 찾아보면 삼국사기[2], 고려사[3], 조선왕조실록[4] 등에서 언급되었다.

우리나라는 장미를 비롯한 유기농 꽃은 화전 등 식용 꽃으로 활용하였다. 전통 음식 중에도 노란장미화전, 꽃가루와 꿀을 버무려 만든 다식, 국화차 등 많은 음식에 꽃이 쓰였다. 또한 최근에는 음료나 차로도 생산되고 있다. 특히 장미차는 여성에게 좋은 효능을 지니고 있는데 폐경이나 변비 등에 효과적이고 비타민C가 많아 노화방지 및 피로회복에도 좋다. 특히 장미꽃의 다양한 색상을 내는 안토시아닌은 활성산소를 제거하고 콜라겐 형성을 촉진하며 베타카로틴은 항암효과가 있는 것으로 알려져 있다. 서양 들장미 열매인 로즈힙에는 오렌지의 40배에 달하는 비타민C가 함유돼 있어 실제 세계 2차 대전 이후 어린이들의 비타민C 공급원으로 이용되기도 했다.

장미 효소의 특별한 효능 때문에 고대부터 장미는 여성의 아름다움을 위해 사용되어왔다. 장미 꽃잎은 비타민E와 K를 함유하고 있어 피부를 재생시켜 주는데 효과적이며, 유해환경이나 화장으로 지친 피부를 생기 있게 해주는 데도 효과적이다. 또한 피부에 영양을 공급해주어 피부를 젊게 해주는 특성이 있다. 장미는 또한 피부를 맑고 깨끗하게 개선 시켜 주고, 피부가 화끈거리는 것을 가라앉혀준다. 항염제로도 사용되고 또한 갈라진 손바닥과 발바닥을 치료하는 데도 사용된다. 장미는 비타민 C가 레몬의 20배, 에스트로겐이 석류의 8배, 비타민 A가 토마토의 20배 정도 함유되어 있어 피부 보습은 물론 피부 재생, 피부 진정에 효과적이다. 또한 정유를 추출하는 과정에서 생성되는 장미수(Rose Floral Water)는 모공을 수축시켜 피부를 윤택하고 매끄럽게 해주며 어떤 피부 타입에도 안심하고 사용할 수 있을 만큼 피부 자극이 없다. 특

---

[2] 《삼국사기》 제 46권 열전6 설총 조를 보면 〈신이 들으니 예전에 화왕(花王, 모란)이 처음 들어 왔을 때, 향기로운 꽃동산에 심고 푸른 장막으로 보호하였는데, 봄이 되어 곱게 피어나 온갖 꽃들을 능가하여 홀로 뛰어났습니다. 이에 가까운 곳으로부터 먼 곳에 이르기까지 곱고 어여쁜 꽃들이 빠짐없이 달려와서 혹시 시간이 늦지나 않을까 그것만 걱정하며 배알하려고 하였습니다. 홀연히 한 가인이 붉은 얼굴, 옥 같은 이에 곱게 화장하고, 멋진 옷을 차려 입고 간들간들 걸어 와서 얌전하게 나와서 말했습니다. '첩은 눈 같이 흰 모래밭을 밟고, 거울 같이 맑은 바다를 마주 보며, 봄비로 목욕하여 때를 씻고, 맑은 바람을 상쾌하게 쐬면서 유유자적하는데, 이름은 장미라고 합니다. 왕의 훌륭하신 덕망을 듣고 향기로운 휘장 속에서 잠자리를 모시고자 하는데 왕께서는 저를 받아주시겠습니까?〉하였는데 이때의 장미는 아름다운 여인의 이름이나 장미와 모란을 비교한 것으로, 장미가 이미 들여져 있었음을 알 수 있다.

[3] 《고려사》에는 한림별곡의 일부 가사를 소개한 내용 중에 〈홍모란, 백모란, 정홍(丁紅)모란, 홍작약, 백작약, 정홍작약, 어류옥매(御榴玉梅), 황색 장미, 자색 장미, 지지(芷芝), 동백이 사이사이 꽃 핀 광경은 어떠한가?〉라는 대목이 있어서 장미의 존재를 확인할 수 있다

[4] 조선 시대에는 조선왕조실록에도 수없이 등장할 뿐만 아니라 《양화소록》에서도 가우(佳友)라 하여 화목 9품계 중에서 5등에 넣고 있다. 하지만 오늘날 우리가 생각하는 서양 장미는 8·15 광복 후에 유럽·미국 등지로부터 우량종을 도입한 것으로 지금은 다양한 원예종을 재배하고 있다.

히 장미의 화려하고 풍부한 향은 스트레스 저항 호르몬 분비를 촉진하여 스트레스를 해소시키고 신경 안정 작용을 하여 숙면에 도움을 주어 피부 트러블의 근본적인 원인을 없애준다. 장미는 향이 좋아 향수로도 만들어지는데 흔히 이성을 유혹하는 듯한 향으로 비유되기도 하지만 장미향 자체가 지닌 효능도 있다. 장미향은 우울증을 낮게 하고 콩팥을 강하게 만들며 집중력과 기억력을 향상 시켜주고 두통에도 뛰어난 효과가 있다.

인센스에 사용하는 장미는 꽃봉오리 채 말린다. 태우기 전에 꽁지를 자른 후 꽃잎을 조심스럽게 부수어 사용한다. 향의 강도를 높이기 위해 로즈 에센스 오일을 몇 방울 첨가해서 훈향한다. 장미 인센스는 낭만적인 환경을 향상시키는 능력을 유지하고 사랑의 힘을 끌어내며 명상과 마음의 평화 증진에도 사용된다.

라벤더 꽃(Lavender Flowers)

라벤더는 꿀풀과 라벤더속의 상록 관목이다. 허브를 대표하는 식물 중 하나이다. 원산지는 카보베르데나 카나리아 제도 등의 대서양 연안이며, 총 47종의 라벤더 속이 있다. 일부 종에 널리 사용되는 이름인 "영국 라벤더", "프랑스 라벤더" 및 "스페인 라벤더"는 모두 다른 종으로 부정확하게 사용되고 있다. "영국 라벤더"는 "L.angustifolia"에 일반적으로 사용 되지만 일부 참고 문헌에서는 적절한 용어가 "Old English Lavender"라고 표기하고 있다. 이 이름은 "프랑스 라벤더" 중 하나를 지칭할 수도 있는데 "L.stoechas"이거나 "L.dentata"이다 . "스페인 라벤더"는 "L.stoechas", "L. lanata" 또는 "L. dentata"를 지칭할 수도 있다. 라벤더라고 지칭되지만 국가나 지역에 따라 다른 종류일 수 있다는 뜻이다.

현재 라벤더는 전 세계에 널리 재배되고 있다. 영국과 미국에서는 정유를 얻기 위해 라벤더를 심는 반면, 남부 유럽에서는 꽃을 팔 목적으로 심는다. 라벤더의 정유는 꽃을 증류해서 얻는데 품질 좋은 향수나 화장품을 만드는 주된 재료가 된다. 정유는 색이 없거나 약간 노란색을 띤다. 라벤더 정유를 다른 향료들과 함께 알코올에 용해시켜 만든 라벤더 향수는 여러 가지 비누나 샴푸 등을 만드는 데 쓰이고 있다.

미국식품의약국(FDA)은 라벤더를 일반적으로 사람이 섭취하기에 안전한 식물로 간주한다. 요리용 라벤더는 일반적으로 사용되는 영국 라벤더(L. angustifolia Munstead)이다. 아로마로 레몬 또는 시트러스 향과 함께 달콤한 향기가 난다. 이것은 파스타, 샐러드 드레싱, 디저트 등의 향신료 또는 조미료로 사용된다. 라벤더의 새싹과 채소는 차(茶)에 사용되며 꽃봉오리는 요리의 달콤함과 짭짤한 맛을 모두 증폭시킬 수 있어 즐겨 사용된다.

꽃은 풍부한 꿀을 생산하며 고품질의 벌꿀을 만든다. 모노플로랄 벌꿀(Monofloral honey)은 주로 지중해 지역에서 생산되며 프리미엄 제품으로 전 세계적으로 판매되고 있다. 꽃은 설탕에 절여서 케이크 장식으로도 사용된다.

한방에서의 라벤더는 "맛은 맵고 성질은 서늘하다. 약효는 열독을 풀어주고 두통을 완화한다. 정신이 아찔아찔하여 어지러운 증상을 낫게 하고 입이나 혀에 생긴 종기를 없애 준다."고 기록되어 있다.

말린 라벤더 꽃을 태우면 은은하고 산뜻한 향기가 난다. 라벤더는 평화, 편안한 수면 및 행복에 유효하다. 또한 불면증, 우울증, 슬픔 및 불안을 완화시키기 위해 사용한다. 인센스로 사용하는 방법은 말린 라벤더 꽃을 약한 숯에 태우거나 분말로 만들어 여러 종류의 인센스로 만들어 사용한다. 장미와 마찬가지로 약간의 라벤더 오일을 첨가하기도 한다.

주니퍼(향나무 : Juniper)

주니퍼는 우리나라에서는 흔히 향나무로 불리는 상록 침엽수 관목이다. 주니퍼는 키가 20~40m인 키 큰 나무에서 긴 가지가 있는 원뿔 형 또는 낮게 퍼지는 관목까지 크기와 모양이 다양하다. 잎은 바늘 모양 또는 비늘 모양의 상록수로 자웅 동체 또는 자웅 이체로 되어있다. 주니퍼 종의 수는 논쟁의 여지가 있지만 대략 52종을 수용하고 있다. 주니퍼는 여러 종으로 나뉘지만 어떤 종이 어느 종에 속하는지는 아직 명확하지 않으며 연구가 계속 진행 중이다.

우리나라에서 흔히 보이는 주니퍼(향나무)는 잎은 어릴 때는 짧고 끝이 날카로운 바늘잎이 대부분이며, 손바닥에 가시가 박힐 정도로 단단하다. 그러나 10여 년이 지나면 바늘잎 이외에 찌르지 않는 비늘잎이 함께 생긴다. 나무 속살은 붉은빛이 도는 보라색이므로 조선왕조실록을 비롯한 옛 문헌에는 흔히 자단(紫檀)으로 기록되어 있다. 향나무의 날카로운 바늘잎이 아예 처음부터 생기지 않고 비늘잎만 달리게 개량한 가이스까향나무를 정원수로 가장 널리 심는다. 그 외에 정원의 가장자리에 회양목처럼 많이 심으며 전체가 둥근 모양인 옥향, 아예 누워서 자라는 눈향나무,

우물가에 주로 심는 뚝향나무, 미국에서 수입한 연필향나무는 모두 주니퍼와 한식구다.

향나무에 비해 줄기가 바로 서지 못하고 가지가 수평으로 퍼지며 바늘잎과 비늘잎을 함께 가지는 나무는 뚝향나무인데, 경기도와 경상북도 북부지방에 흔히 난다. 눈향나무는 눈상나무·참향나무라 부르기도 하는데, 대부분이 비늘잎이고 줄기가 땅으로 끌리고 높은 산에 난다. 섬향나무는 줄기가 땅 표면을 기고 대부분이 바늘잎이며 주로 해안에 분포하고 있다.

향나무의 나무줄기의 중심부에 있는 단단한 부분은 강한 향기를 내는데, 이것을 불에 태우면 더 진한 향기를 내므로 향료로 널리 쓰였다. 전에는 시장에 향나무 심재토막이 향료로 많이 나오기도 하였으나 지금은 가공향료 때문에 그러한 광경은 거의 볼 수 없게 되었다.

주니퍼 목재는 연필·장식·조각·가구 등의 목재로 이용되고 있다. 과거에는 우물가에 뚝향나무를 심는 관습이 있었고, 지금도 향나무는 정원이나 공원 등에 많이 심어진다.

주니퍼는 피곤할 때나 몸과 마음에 활력을 불어넣는 데 도움이 된다. 또한 과거에는 전염병과 맞서기 위해 병이 창궐하는 동안에 태워지기도 했다.

태우는 방법은 주니퍼의 나무 중심부를 잘게 부수어 숯불에 훈향하거나 분말로 만들어 선향이나 뿔향을 만들어 사용한다.

쑥(Mugwort)

국화과의 여러해살이풀로 높이 60~90cm, 잎의 뒷면은 젖빛 솜털이 있고 특유의 향기가 난다. 우리나라 전국의 들에 절로 나며 7~10월에 분홍색 꽃이 핀다. 흔히 쑥 이외에 산쑥(Montana), 참쑥(Lavandulaefolia), 덤불쑥(Rubripes) 등도 쑥이라고 일컫는다.

이른 봄에 나오는 어린순으로 국을 끓여 먹어 봄을 느끼기도 하며, 쑥을 덖어 차로 마시기도 하고 쑥떡을 만들어 먹기도 한다.

단군신화에 곰이 쑥과 마늘을 먹고 사람이 되었다는 한국의 개국설화에서도 볼 수 있듯이 쑥은 신비한 약효를 지니는 식물로 예로부터 귀중히 여겨왔다. 쑥은 약으로 쓰기도하여 약쑥이라고도 부르는데, 줄기와 잎을 단오 전후에 캐서 그늘에 말린 것을 약애(藥艾)라고 해 복통, 구토, 지혈에 쓰기도 하며 잎의 흰 털을 모아 뜸을 뜨는 데 쓰기도 한다. 잎만 말린 것은 애엽(艾葉)이라고 하며, 조금 다친 약한 상처에 잎의 즙을 바르기도 한다.

성질이 따뜻한 쑥은 장에 좋고 소화액 분비를 촉진한다. 비타민 C와 엽록소가 풍부해 감기 예방에 좋고 각종 호흡기와 알레르기 질환에도 좋다. 또한 지방 대사를 돕기 때문에 다이어트에 효과가 있다.

쑥은 한국 곳곳의 양지바른 길가, 풀밭, 산과 들에서 자란다. 옛날에는 말린 쑥을 화롯불에 태워 여름철에 날아드는 여러 가지 벌레, 특히 모기를 쫓기도 했고, 집에 귀신이 들어오지 못하도록 단오에 말린 쑥을 집에 걸어두기도 했다. 양봉에서는 벌들을 진정시키는 효과가 뛰어나 말린 쑥을 태운 연기를 활용한다.

쑥은 뜸 재료로도 이용되는데 여러 해 건조시킨 것이 좋으며 바닷바람을 맞고 자란 강화도 산이 최고의 뜸 재료로 알려져 있다. 쑥뜸은 생약의 기운과 쑥이 타면서 발생하는 원적외선의 더운 열기와 쑥진액이 피부의 모공을 통하여 경락에 침투하여 정체된 기(氣)를 잘 통하게 한다. 또한 양기를 보충하고 찬 기운과 나쁜 병사를 몰아내는 역할을 하여 한방과 민간요법으로 많이 활용되고 있다.

민간요법에서는 쑥은 안 좋은 기운과 잡귀를 물리친다고 하여 이사를 하면 쑥을 피워 그 연기로 집을 소독하기도 하였다. 우리나라에서 쑥을 태울 때는 향기보다는 치료를 목적으로 사용하는 경우가 대부분이다. 쑥에 함유된 시네올과 베타카로틴 성분이 혈액순환을 돕고 자궁 근육을 이완시키며 노폐물 배출에 영향을 준다. 이러한 이유로 생리통이 있거나 생리불순, 냉증이 있을 때 쑥을 이용한 훈욕(燻浴)을 하는 이유다. 이외에도 동맥경화와 고혈압 등에 효과가 있다고 알려져 있다.

쑥은 뜸으로 사용하는 한방이나 민간요법뿐만 아니라 깊은 향미(香味)로, 향의 세계에 깊이를 더해주는 좋은 향 재료이다.

시나몬 리프(계피 잎 : Cinnamon Leaf)

계피 잎은 표면은 가죽 같은 느낌의 반짝이는 녹색이며 잎의 표면에 띄는 중앙을 관통하는 녹색 정맥이 있다. 어린 계피 잎은 연한 녹색이며 성숙하기 전에는 붉은색이 되었다가 다시 녹색으로 변한다. 계피의 잎은 부드러운 가지에서 자라며 나무는 두꺼운 껍질로 싸여 있다. 겉껍질을 얇게 벗겨내고 두꺼운 속껍질을 말린 것이 우리가 흔히 먹는 계피이다.

잎은 건조하여 차나 요리에 사용한다. 계피 나무의 잎은 계피보다 맛과 향이 더 가볍다. 말린 계피 나무의 잎은 무광택 마감 처리가 되어 월계수 잎과 비슷하며 매운 맛이 난다. 인도베이잎(Indian bay leaf), 캐시아잎(Cassia leaf) 또는 테이지 페타(Tej Patta)라고 알려진 수많은 "계피"가 있으며 가장 널리 소비되는 두 종류는 실론(Ceylon) 계피와 중국 계피[5]이다.

역사적으로 잎은 담황색 오일로 증류되어 약용, 아로마테라피 목적과 향수의 향으로 사용되었다. 잎의 기름은 클로브(colve)와 감귤의 강한 향과 함께 강력하고 매콤하며, 사향과 같은 향이 난다. 계피와 계피잎은 많은 문화에서 몸에 자극을 주는 따뜻한 효과로 받아들여져 왔고 고급 향신료로 한때는 금보다 더 비쌌다.

계피잎 오일(Cinammon Leaf Oil)은 식물성 영양소가 풍부하고 유제놀[6](Eugenol)을 함유하고 있어 복통, 메스꺼움, 설사를 포함한 위장병에 도움이 된다. 또한 항염 작용을 하는 천연 진통제인 고농도의 시남알데하이드(Cinnamaldehyde)를 함유하고 있다.

계피 잎은 일반적으로 건조한 상태로 사용되며 먹기 전에 음식에서 빼내고 먹어야 한다. 잎은 스튜, 필라프 및 카레의 맛을 내는 데 사용되며 말린 계피 잎은 많은 요리에서 월계수(Bay)잎 대신에 사용한다. 자메이카에서는 계피잎이 전통적으로 옥수수죽과 양념장에 맛을 내는 데 사용된다. 계피잎은 제과류 및 디저트의 향료로도 사용된다. 요리 외에도 잎은 일반적으로 삶아서 허브차로 만든다.

이집트에서는 계피와 계피잎이 매우 인기가 있었으며 일찍이 기원전 2,000년에 향기와 활력을 주는 특성으로 사용되었다. 그들은 주로 의례용 오일, 향수, 향, 미라의 방부 처리 용도로 사용되었다.

계피 잎은 정신을 맑게 하고 몸에 에너지를 불어 넣는 역할로 첨가한다. 시나몬 리프 자체로는 천연 모기향으로 사용하며 다른 향 재료에 첨가하여 향의 강도를 높이는 기능을 한다. 또한 인센스에 향 오일을 입히는 과정에서 분말을 함께 묻혀, 일종의 에너지 드링크 역할로 활용된다. 주로 분말을 이용해 뿔향이나 후연향으로 만들어 사용한다.

---

[5] 명칭이 중국 계피(Chinese cinnamon)이며 실질적으로 중국에서 생산되는 계피를 의미하는 게 아니다.
[6] 유제놀 또는 오이게놀 C₁₀H₁₂O₂ : 정자유(丁子油) 따위, 어떤 종류의 향유(香油)에서 추출한다. 유상(油狀)·무색이며 강한 정자향(香)이 있는 미(微)수용성 액체; 주로 향료와 치과의 방부·소독약용.

Incense

3

인센스와 향료

3장은 인센스의 기원과 역사, 전통, 향료의
특성과 기능에 관한 내용이다.

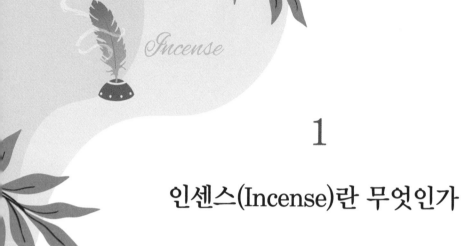

1

인센스(Incense)란 무엇인가

위키피디아(Wikipedia)에서 "인센스는 향기로운 연기를 내는 향기 나는 생물 물질이다. 이 용어는 재료 또는 향기에 사용되며 심미적 이유로 아로마테라피, 명상 및 의식에 사용된다. 단순히 탈취제나 방충제로도 사용되고 있다."[7]고 정의하고 있다. 우리나라의 향(香)과 같은 개념이나 우리말의 향은 태우는 향만을 지칭하지 않아 용어의 혼란이 생긴다. 다른 단어로 훈향(薰香)이라는 한자어가 있으나 일상용어가 아니어서 익숙하지는 않다. 최근 일부에서는 아가바띠[8](Agarbatti)라는 인도식 죽향(竹香:incense stick)을 지칭하기도 하지만 이 역시 전반적인 태우는 향을 아우르지 못한다. 그래서 "태우는 모든 종류의 향"을 외래어로는 인센스(Incense)로, 우리말로는 '태우는 향' 또는 한자어인 훈향으로 혼용되고 있다.

유럽이나 북미에서의 인센스는 단순히 태우는 향기 물질의 의미를 넘어 주술적 의미와 신비주의적인 경향의 행위를 담고 있기도 하다. 한국에서도 종교색이 강한 용품으로 인식되기도 한다.

---

[7] Incense is aromatic biotic material that releases fragrant smoke when burned. The term is used for either the material or the aroma. Incense is used for aesthetic reasons, aromatherapy, meditation, and ceremony. It may also be used as a simple deodorant or insect repellent – Wikipedia

[8] 아가바띠(Agarbatti)는 산스크리트어로 "향기 aroma", "상처 wound" or "슬픔 grief"의 뜻이 있다.

하지만 인센스는 우리 조상이 불을 제어할 수 있는 능력을 얻은 이래로 일상생활의 일부였다. 처음으로 향기로운 식물을 불에 던지면서 인간은 방대한 세계의 향기로운 식물과 그 놀라운 특성에 대해 빠르게 배우기 시작했고 일상생활에 활용되어 온 생활용품이었다.

시대에 따라 훈향은 치료와 주술의 방법으로 사용되기도 하고 중요 행사와 신성한 의식에 필수 요소로 자리 잡기도 했다. 하지만 인센스의 기본은 사전적 정의처럼 향기로운 물질을 태워 쾌적하고 기분 좋은 향을 느낄 수 있게 하는 것이다. 그 향을 어떻게 이용하고 활용되어 왔는가는 시대적, 문화적 상황에 따라 다르게 나타났다.

3장에서는 인센스의 기원과 전통, 인센스를 만드는 재료와 특징 및 사용 방법을 소개한다.

향(香)의 의미

세상의 대부분 물질은 냄새를 가지고 있다. 그것이 생물이든 무생물이든, 좋은 향이든 나쁜 향이든 관계없이 인간이 코로 맡을 수 있는 어떠한 형태의 냄새가 존재한다.

인간의 냄새는 후각세포를 통해 공기 중에 떠다니는 물질의 분자를 읽는 것이다. 엄밀히 말하면 향이 있는 물질은 반드시 휘발성이 있고 약간의 친수성[9]과 상당한 친유성[10] 기름과 친화성이 높아 기름에 용해되기 쉬운 성질을 말한다. 이는 물질의 분자를 휘발시키기 위한 친수성과 인간의 후각세포에서 분자를 유지로 녹여 냄새를 파악하는 후각 시스템이다. 따라서 냄새를 맡을 수 있는 물질은 대부분 분자량이 17~300 이하의 탄소수 4~16개 이하이다. 그중에서 탄소수 8~10개의 범위가 가장 우아한 방향을 가지게 된다. 탄소수가 적으면 짧고 강한 향이 나고 많아지면 미묘하고 오래가는 향취가 된다. 따라서 전체 유기물 중 향기 물질은 40~50만종 정도로 추정하고 있다. 이중 인간에게 유익하고 기분을 좋게 하며 쾌감을 주는 냄새를 넓은 의미의 '향기(香氣)' 또는 '향(香)'이라고 하며 좁은 의미로는 자연·인공적인 것의 강하고 풍부한 향 물질을 의미한다.

---

[9] 물과 친화력(親和力)이 있는 성질이다. 물에 대하여 친화력을 갖지 않는 성질은 소수성이라고 하며 곧, 용해되지 않고 물에 쉽게 가라앉는다.
[10] 기름과 친화성이 높아 기름에 용해되기 쉬운 성질을 말한다.

향을 의미하는 일반적인 용어

향을 의미하는 용어로는 아로마(aroma), 오더(odor), 퍼퓸(perfume) 센트(scent), 프러그런스(fragrance), 플레이버(flavor) 등이 있다. 이러한 단어들은 의미상으로는 별 차이가 없는 것처럼 보이지만 실제 용어가 쓰이게 된 배경이나 용어의 쓰임새 등에 따라 약간의 차이가 있다.

❶ 아로마(aroma) : 일반적으로 우리나라에서는 향을 총칭하며 일상생활에서 애용하는 향을 지칭하는 용어로 자리 잡고 있다. 사전적 의미는 톡 쏘는듯한 향기로운 냄새를 뜻한다.

❷ 퍼퓸(perfume) : 자연 또는 인공적인 것의 강하고 풍부한 냄새를 뜻한다. 보통은 기분 좋은 향이나 냄새, 혹은 좋은 향을 풍기는 물질을 말한다. 좁은 의미의 퍼퓸은 우리가 흔히 말하는 향수(香水)를 뜻한다.

❸ 프러그런스(fragrance) : 나무·꽃·풀 등의 신선하고 향기로운 냄새를 뜻한다. 향의 달콤함을 강조하는 의미로 쓰이는데 일반적으로 퍼퓸과 동의어로 사용되고 있다. 그러나 최근 들어 미국의 향수업계에서는 퍼퓸과 다른 의미로서 향을 서로 혼합하는 물질이나 혹은 특수하게 조향된 향을 일컬을 때 사용한다.

❹ 플레이버(flavor): 독특한 맛이나 향미를 의미하는 용어로 '테이스트(taste)'와 같은 의미로 쓰이기도 한다. 향신료나 조미료를 의미하기도 하지만 미각과 후각을 동시에 자극하는 향기 물질로 흔히 식품에 첨가하는 향료를 일컫는다. 바나나 우유와 같은 음료에 들어가는 향이나 립스틱에 들어가는 향이 플레이버다.

❺ 오더런트(odorant 또는 odor) : 천연 물질이나 합성물질로 향을 발산시키는 향의 물질을 일컫는다. 예를 들면 가스에 혼합하여 누출방지 등에 쓰이는 방취제와 같은 향기 물질을 의미한다. 오더런트는 서양인이 몸 냄새를 제거하기 위해 사용하는 탈취제인 디오더런트(deodorant)가 있다.

❻ 센트(scent) : 일반적인 냄새를 뜻하지만 좋은 냄새나 향기를 의미하는 퍼퓸과 거의 같은 뜻으로 쓰인다. 영어에서 scent는 '그는 불길한 냄새를 잘 맡는다'[11]와 같이 후각적 직감을 의미하기도 한다.

---

[11] He's good at ominous scents.

이밖에도 일상생활에 많이 사용하고 있는 용어인 디퓨저(Diffuser)는 액체 및 고체 형태의 방향제를 총칭하고 있으며 향으로 질병을 치료하는 아로마테라피(Aromatherapy)나, 식물의 고유 성질과 향을 이용해 방향, 건강, 미용 등 생활 속에서 다양하게 사용하고 있는 허브(herb)를 들 수 있다.

인센스의 발향 원리와 차이점

액체 향과 태우는 향(Incense)의 가장 큰 차이점은 휘산방식과 산화방식의 발향 방식의 차이점이다. 액체 향은 향 오일을 공기 중에 기화시켜 발향하는 휘산방식이며 인센스는 식물이나 수액을 태워 발향하는 산화방식이다.

휘산방식은 무거운 향 오일을 기화시키기 위하여 에탄올과 같은 휘발성이 강한 물질을 이용하여 공기 중에 향을 분산시킨다. 산화방식은 식물이나 수액을 태워 발향하는 방식으로 발향 물질을 공기 속의 산소와 반응하여 빛과 열을 내며 타게 하는 방식이다. 휘산방식의 대표적인 예로 향수와 디퓨저가 있으며 산화방식의 대표적인 예로 선향이나 죽향 같은 인센스를 들 수 있다.

휘산방식은 향 분자를 기화하는 방식으로 분자의 변화가 없으나 산화방식의 인센스는 공기 중의 산소와 반응하여 열을 내는 산화방식으로 분자의 변화가 생긴다. 발향의 측면에서 휘산방식은 향 오일의 냄새의 변화가 없으나 산화방식은 향 오일의 분자구조가 변하여 냄새가 다르게 난다. 그러므로 인센스의 향은 의도와 다른 향이 날 수 있으므로 조향에 경험을 필요로 한다.

구분	인센스 – 산화방식	액체향 – 휘산방식
발향 방식	식물이나 수액을 태워 발향	액체인 향 오일을 공기 중에 기화 시켜 발향
향취 변화	산화 과정으로 향이 변화됨	휘발 성분을 매개로 동일한 향
흡향 방법	공기 중의 연기를 통한 흡향	기화 또는 수증기를 통한 흡향
대표 향료	수지, 침향, 허브 등	합성향, 천연향
대표상품	선향, 뿔향, 종이향, 스머지 등	향수, 향초, 디퓨저 등

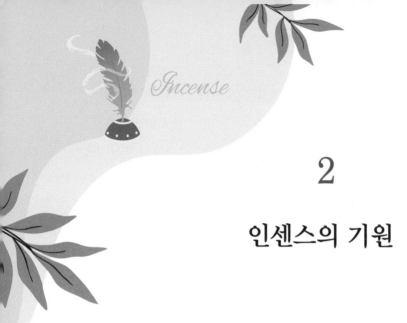

2

인센스의 기원

문명이 발달하기 전인 원시 사회에서 인간은 동굴에서 생활했다. 동굴은 원시 사회의 씨족 구성원들이 사용하는 주택의 역할을 했다. 하지만 동굴은 습하고 통풍이 되지 않아 집단생활을 통해 먹고 남은 음식물의 부패와 배설물이 뒤섞여 악취를 풍기게 했을 것이다. 어느 날 우연히 취사와 난방 혹은 사나운 동물의 접근을 막기 위해 피웠던 특정 땔감의 향이 퀴퀴한 냄새를 없애주고 상쾌한 분위기 만들어 주었다. 이후로 많은 종류의 좋은 향기가 나는 식물을 찾게 되었고 인간은 점차 동굴에서 벗어나 문명사회를 이어가는 과정에서도 크고 작은 의례에 신성한 의미로 동굴에서 사용하던 특정 향기 물질을 피워서 분위기를 고조시키는데 사용했을 것으로 추측된다.

일반적으로 알려진 향수의 의미인 'perfume'은 라틴어 '통해서(through)'라는 의미의 '퍼(per)'와 '연기(smoke)'를 의미하는 '푸무르(fūmāre)'에서 유래했고 프랑스 어원을 살펴보면 (par- 충분히 +fūmāre 연기 피우다 ='충분히 향기를 맡다(=fume)'라는 라틴어와 불어에서 유래한 단어이다. 즉 'per fūmāre'는 '연기를 피워 통한다'는 훈향과 같은 의미의 어원을 가지고 있다. 지금까지 알려진 바에 의하면 고대의 사람들은 신을 신성하게 여겨 신에게 제사를 지낼 때 몸을 청결히 하고, 향기가 풍기는 나뭇가지를 태우고, 꽃이나 향나무 잎의 즙을 내어 몸에 발랐다고 한다. 하지만 향이 언제부터 사용되었고 최초로 누가 어디서 시작했는지는 정확하지 않다. 선사시대부터 사용되어 향의 기원과 제조 기록이 없기 때문이다. 다만 액체나 연고 형태의 향보다 연기를 피워 향으로 사용한 것이 먼저였던 것은 확실해 보인다.

동양과 서양의 향문화

서양의 향수가 본격적으로 발전하기 시작한 시기는 17세기 프랑스의 루이 14세 시대부터라고 할 수 있다. 당시에는 가죽 제품이 주류를 이루고 있었는데, 가죽을 부드럽게 다루는 무두질 기술이 보급되어 있지 않았기 때문에 가죽에서 나는 특유의 악취를 없애기 위한 향료와 향수가 필수품이었다. 또한 공용 화장실과 대중목욕탕을 주로 이용하던 서구 문화는 흑사병의 창궐로 공공시설의 사용을 꺼리게 되어 몸이나 주변이 늘 좋지 못한 냄새로 가득했다. 그래서 그들은 나쁜 냄새에 향기를 덧입혀 좋은 냄새를 나게 하였고 고대 이집트의 경우 땀과 같은 여러 악취를 지우고 미용의 한 종류로서 향이 사용되었다. 태우는 향은 종교의례에서 주로 사용되었고 보통은 몸에 바르는 향을 사용했다.

오늘날 향의 고향으로 알려진 남프랑스의 그라스(Grassse)[12] 지방은 가죽제품의 생산지로 유명했던 지역이다. 무두질한 가죽의 고약한 냄새를 없애 부가가치를 높일 목적으로 향료를 처음 사용했다는 점을 통해 그 사실을 추정할 수 있다. 또한 일찍 도시화가 이루어진 서구에서는 육식 중심의 식생활 문화와 침략에 대한 방어적이고 폐쇄적인 주거 공간 등으로 인해 늘 악취에 시달렸다. 그러다 보니 몸이나 주거 공간에 좋은 향이 나는 것은 부의 상징이자 권력이 되었다. 따라서 자연스럽게 냄새에 대해 관심을 갖게 되었고, 향을 추출하는 기술과 대량생산을 위한 합성향료를 만들어내는 기술도 발달하게 되었다. 그 기술을 체계적인 향료와 향수산업으로 발전시켜, 문화와 예술과 함께 새로운 삶의 방식으로 정착시켜 왔다. 다시 말해 서양의 향문화는 부와 권력과 교양의 상징으로 개인적인 필요로부터 시작되어 산업화를 통해 일반인에게 보급되는 과정이었다.

---

[12] 프랑스 칸의 북서쪽, 니스의 서남서쪽에 위치한다. 알프스 산의 낮은 지점에 있는 해발 330~380m인 분지 경사면에 자리 잡고 있다. 겨울 휴양지와 프랑스 향수산업의 중심지이기도 해서 주변에서는 향수의 원료인 장미·재스민·광귤꽃 등을 재배한다.

동양의 경우도 향의 사용이 서양보다 뒤떨어지지 않았다. 다만 정신의 세계와 의료에 치중함으로써 산업화의 과정을 밟지는 못했다. 중국을 비롯한 인도 등에서는 일찍부터 향을 신성한 것으로 취급하여 사원의 제단에 분향하고 약재로서 매우 귀중하게 취급하였다. 중국의 고대 문헌들은 그 당시에 향이 어떻게 사용되었는가를 잘 보여준다.

명나라(明) 때는 의학서적과 기타 관련 있는 서적들을 폭넓게 수집하고 분류 정리하여 만든 의학서 "보제방"에 향기요법을 수록하였다. 지금은 용어도 생소한 향탕, 향차, 향지, 향주 등 광범위한 향기 요법을 책으로 정리하였다. 여기에는 향의 생산지와 향의 약성분, 배합과 제조법, 사용 방법, 먹는 법, 질병 치료법 등과 향료 제품과 용구 등 고대에서부터 사용했던 향기 요법을 모두 수록해 놓았다. 중국과 교역이 잦은 우리나라도 자연스럽게 향기 요법이 전해졌다. 단지 궁중이나 소수의 귀족층에 전용되어 서민들은 쉽게 접근하기 어려웠다.

인도의 경우 초기에는 고온 다습한 인도의 기후에서 종교행사의 장엄함을 나타내는 한편 벌레를 쫓고 악취를 지우기 위한 실용적인 용도로 사용되었으나 종교가 널리 보급되면서 본래의 기능보다는 장엄함을 돋우는 효과가 더 부각되었다.

동남아시아에서 향의 냄새는 부정을 쫓고 정신을 맑게 하여 신과 통하는 매개체로 여겨 제사 때 빠지지 않는 필수 요소로 자리 잡았다. 심신수양의 한 방법으로 방에 향을 피우고 명상을 하거나 중요 모임이나 만남이 있을 때 몸에 차기도 했다.

앞서 살펴본 대로 서양은 개인적인 방향 용도로 향을 주로 사용했으나 동양은 공용의 공간에서 장엄함을 돋우거나 심신을 맑게 하는 치유용으로 향을 사용하였다. 사람들이 하나의 공간에서 함께 어울리기 위하여 주로 공동체의 공감을 중요시하는 용도로 향을 이용한 것이다. 이것이 서양과 동양의 냄새에 대한 근본적인 차이다. 즉, 서양은 개인적 필요성에 의해서 향을 사용하게 되었고 동양은 실생활의 필요와 공용의 중요한 의미로 향을 사용하는 방향으로 발전하였다.

우리나라의 향문화

우리나라는 농경 중심의 자연환경과 채식 중심의 식문화로 인하여 몸에서 나는 냄새는 서구보다는 덜 심각했을 것이다. 더구나 최근 알려진 바로는 한국인은 몸 냄새가 나지 않는 유전자를 가진 유일한 민족으로 알려져 세계의 관심을 끌기도 했다.

몸 냄새가 가장 덜 나는 유전자를 가진 민족이지만 기록에 의하면 아침에 일어나면 먼저 목욕을 하고 문을 나섰다고 한다. 신라 시대나 고려 시대에는 하루에 서너 차례나 목욕했다고 하니 몸 냄새를 감추기 위해 향수를 사용하는 서양과 같은 문화는 아니었을 것이다. 다만 현대적 위생의 개념보다는 몸을 깨끗이 해야만 마음도 정결해진다는 의례적인 측면이 강했다.

삼국유사에 따르면, 향은 신라 19대 눌지왕 때 고구려 승려인 묵호자가 신라 땅에 처음 들여왔다고 한다. 그런데 쌍영총 고분 벽화에 향료를 든 소녀의 그림이 있는 것으로 보아 그보다 훨씬 이전인 것으로 추정된다. 밑이 둥글고 낮은 그릇처럼 생긴 종발이 올려진 모양의 향로에서 세 줄기의 향연이 피어오르고 있기 때문이다. 삼국유사에 기록되어 있는 고조선에 대한 글을 살펴보면, 고대의 한국인들 역시 향을 신성하게 생각했고 향과 더불어 살았음을 추측하게 한다.

기록에 의하면 '환웅이 무리 3천을 거느리고 태백산 꼭대기 신단수 아래 내려오니 여기를 신시라 이르고, 그를 환웅천왕이라 했다.' 우리 민족의 첫 근거지가 지금의 묘향산인 태백산 신단수 아래라면 단순히 큰 나무가 있는 제사 터만을 의미하는 것은 아니다. 제왕운기에서 단(檀)은 자단(紫檀), 백단(白檀)과 같은 향나무를 의미하며 단향(檀香)을 뜻한다.

단군왕검이 사용한 단궁(檀弓)은 모두 향나무에서 나온 것으로 우리 민족의 출발지인 묘향산(妙香山)은 문자 그대로 기묘한 향기에 뒤덮여 있다는 뜻이다. 단군신화에 등장하는 쑥과 마늘은 향신료로 향이 강하고 약효가 뛰어난 식물이다. 이 식물을 먹고 최초의 인간이 되었다면 조금 억지를 부리면 우리 민족은 처음부터 향료로 인해 존재했다고 할 수 있다.

우리 민족에게 향나무는 오래전부터 생활에 활용되어왔지만 자연 상태로 향을 사용했을 뿐 서양처럼 상품이나 향료로 구체화 시키지는 못하였다. 고려도경을 보면 생활용품으로 사용하던 박산로(博山爐)에 대한 기록이 있다. 이 도구는 목련을 끓는 물에 담가 놓아 옷에 향기를 쐬는 용도로 썼다. 향을 상품화하지는 못했으나 우리 민족은 이미 오래전에 생활에 향을 활용하는 방법을 터득하고 있었다.

이러한 향로를 사용한 것으로 보아 고려 여인들은 향유를 몸에 바르기보다는 향낭을 착용하고 옷에 향기가 스미게 하는 등 자신의 주변을 향기로 채워 은은한 향을 즐겼다고 생각된다. 향은 자신의 외적 아름다움과 함께 내면의 정서까지도 표현할 수 있는 하나의 도구로 이용되었다.

생활 속의 향문화

고려 시대까지만 해도 향은 궁중과 귀족에게 한정되어 사용되었지만 조선 시대로 넘어오면서 서민들에게까지 광범위하게 퍼졌다. 부부의 침실에 향을 태우고 단옷날 창포물에 머리를 감고 향료를 우린 물에 목욕했다. 혼례식이나 차를 마실 때도 향을 애용하였다. 궁중 여인이나 귀부인은 끈처럼 엮은 줄향과 향주머니를 착용했다는 기록이 있다.

우리나라의 향은 단순히 생활에 활용된 것만이 아니라 의학과 밀접한 관계가 있어서 먹기도 하였다. 예를 들어 상궁이 차고 있는 줄향은 여러 개의 향 환으로 만들어졌는데 토사곽란 등의 위급한 환자가 있을 때는 줄향의 환을 먹여 치료하였다. 또한 방충효과와 더불어 좋은 향이 스며들도록 종이에 싸서 옷 사이에 보관하기도 하였으며 산과 들의 독충과 뱀을 쫓는 용도로 사용되기도 하였다. 조선 시대에는 향료가 일부 상품화되어 시장에서 향을 사거나 수입하여 사용하기도 했지만 대부분 자가생산을 했다. 궁중에서는 향장(香匠)이라는 전문 조향사가 있었고 민간에서는 부인들이 직접 제조하였다. '규합총서'의 기록을 보면 부인들이 쉽게 향을 만들어 애용하였음을 알 수 있다. 현대인에게는 어떤 종류의 향인지 감이 잡히지는 않지만 구자향이나 향 병자, 애납향 만드는 방법뿐만 아니라 옷장 속에 넣어두는 향을 만드는 법과 몸을 향기롭게 하는 방법도 기록되어 있다.

향의 역할과 기능

기록에 의하면 선비는 독서 할 때 단정히 옷을 입고 향로에 향을 태워 심신을 안정시키며 정결케 하였다고 한다. 선비의 방에는 붓과 벼루, 종이와 먹 이외에 작은 향꽂이가 놓여 있었던 것으로 보아 향이 그들의 가까운 벗이었음을 짐작하게 한다.

'오주연문장전산고'의 섭생편에 향을 이용했던 기록이 잘 나타나 있는데 '묘시 첫새벽에 일어나 향을 피우고 차를 달이며 성에 올라가 산을 관망하고 뜻을 바둑에 붙이기도 한다.'는 구절이 있다. 이는 향이 정신세계의 온갖 망념을 제거하고 성(聖)을 배우며 선(善)을 추구할 수 있는 좋은 매개체임을 알 수 있게 한다. 우리나라의 선비들은 지식을 쌓기 전에 먼저 몸과 마음의 안정을 위해 향을 피우며 일상으로 즐겼던 것 같다.

조선 시대 궁중의 내의원과 상의원에는 각기 네 명과 두 명의 향장(香匠)이 있었다고 한다. 내의원에서 다루는 약재의 반 이상이 향료이다. 궁중에서 제사 때나 의례에서 사용하는 향의 제조를 위해서도 향장은 필요했다. 상의원에서 의복을 만들 때에도 의복에 향기를 스며들게 하고 줄향이나 노리개에 향을 넣었다.

이렇듯 우리나라의 향은 단순히 좋은 냄새의 역할 뿐 아니라 정신을 맑게 하고 가벼운 병을 고치는 내면의 수양과 치료 수단이었다.

 ## 고대에는 왜 그렇게 향이 중요했을까?

유향과 몰약은 아라비아반도의 남서부 지역에서 기원전 3500년경부터 이집트와 바빌로니아에 수출되어 사용되었던 사실이 알려져 있다. 중동과 지중해 지역으로 이동하는 낙타 대상의 운송품 중 가장 큰 비중을 차지한 것도 이 향료들이었다. 로마 제국에서는 이런 향을 수입하는 금액이 너무나 커서 국가 경제에 막대한 손해를 끼친 나머지 로마 제국이 향의 연기 속에 사라져간다고 말했을 정도다. 기술의 발전으로 향을 인위적으로 추출하기 전까지 향은 최고의 사치품에 속했으며, 역사가들은 이 무역을 오늘날의 코카인 무역에 비교하기도 한다.

그렇다면 왜 그렇게 향이 중요했을까? 도시가 발전하면서 사람들은 좁은 공간에 몰려 살게 되었지만 위생 시설은 형편없었다. 위생 관념이 없었던 과거에는 오늘날과 같은 하수나 분뇨 처리 시설을 중요하게 생각하지 않았다. 당시 사회는 현대인이 상상하기 힘들 정도의 악취에 시달렸고 사람들은 지도나 내비게이션 없이도 냄새를 통해 목적지를 찾아갈 수 있을 정도였다. 지린내가 진동하는 관공서와 극장, 퀴퀴한 냄새가 꽉 차 있는 시장, 형언하기 힘든 악취의 도축장과 공동묘지 등 이런 모습이 눈과 귀, 그리고 코에 잡히는 도시의 풍경이었다. 당시 사람들이 그토록 향을 찾았던 중요한 이유가 여기에 있었다. 향은 지옥 같은 악취에서 천국 같은 향기를 맡을 수 있었으며 선택된 사람만이 누리는 특권이었다.

더 나아가서 향은 일반적인 고가의 사치품을 넘어 종교적인 물품으로 격상되었다. 최고의 물품을 최고의 존재에게 바치는 것은 당연한 귀결이었다. 몰약은 영생의 준비를 위해 미라를 만드는 데에도 쓰였고, 유향과 함께 종교 의례의 필수품이었다. 향을 태우면 미묘한 연기가 천천히 하늘로 올라간다. 고대인들은 이 향 연기가 하늘에 닿아 좋은 냄새와 아름다운 형상으로 신들에게 즐거움을 선사하리라고 믿었던 것이다.

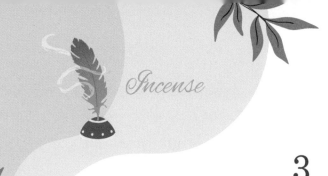

3

전통 향료(香料)의 종류와 특성

과거부터 사용하던 향료는 현대에서도 사용하고 있는 것이 대부분이며 가격도 비싼 편이다. 전통 향료는 오랜 시간 검증을 거친 재료이다. 기계가 발달된 근대에 와서 무분별한 채취와 남획으로 멸종 위기에 처해 보호종으로 지정되거나 정부의 관리 하에 부분적으로 거래되는 품종이 많다.

발향을 목적으로 한다면 값비싼 천연재료를 고집할 필요는 없다. 보통 합성향은 화학물질이라 해롭다고 생각하는 경향이 있다. 그러나 생각과 달리 합성향이 천연향보다 비교적 안전하다. 국가의 관리 하에 안전한 성분으로 제조하기 때문이다. 오히려 천연향이 천연 화학물질에 의해 안전이 담보되지 않는 경우가 많다. 과거에는 자연에서 채취한 향료만을 사용할 수밖에 없었지만 안전한 대체 물질이 있는 현대에서 굳이 과거의 천연성분만을 고집할 이유는 없다. 하지만 오랜 세월 검증된 천연 향료는 방향 역할뿐만 아니라 심신의 치유 능력도 포함되어 있다. 합성향이 대체할 수 없는 고유한 기능이자 장점이다.

우리나라에서 전통적으로 사용하는 향의 재료는 대부분 향약재였다. 기본적으로 복용 가능할 뿐만 아니라 피부에 발라 치유하는 외부 치료제로도 사용하였다. 그 예로 향료로 많이 사용하는 오향(五香)은 오장육부를 다스리는데 탁월한 효과가 있다고 알려져 있다. 오향은 백단, 정향, 침향, 유향, 목향을 말하는데 따스하고 차가운 성질의 조화와 폐의 기능을 돕는 흰색의 백단, 심장의 기능을 돕는 붉은 계열의 정향, 신장의 검은 계열인 침향, 위장의 노란 계열의 유향, 간의 기능인 푸른 계열의 목향 등 음양과 오행의 조화로 정신을 맑게 하고 원기가 충전되는 것으로 알려져 있다. 또한 오향은 내복용뿐만 아니라 상처나 열상 등의 외부 치료제로도 사용되었다.

최근 향료의 사용은 치료의 목적보다는 방향제의 역할과 정서적 측면의 심신 안정에 무게를 두고 있다. 그리고 아무리 좋은 향료를 사용하더라도 그 작용과 효용에 따라 향기를 적절히 조향할 수 있어야 부드럽고 편안한 향이 만들어진다. 따라서 천연재료만을 사용하여 만든 향이 모두 좋은 향이 되는 것은 아니다. 조화롭지 않은 향은 그 향기가 거칠고 매우며, 태우면 목이 아프기도 하다. 그러므로 향료의 성질과 효능을 잘 이해하고 적절한 조합으로 최상의 향을 만들도록 해야 할 것이다.

지금부터 살펴볼 전통 향료는 우리나라와 아시아에서 귀하게 여기며 애용했던 향료들이다. 훈향의 기능과 목적보다 향 재료와 효험에 초점을 맞추어 살펴보도록 할 것이다. 향료의 효험이 향으로 만들어 훈향 한다고 해서 같은 효능을 발휘하지는 않는다. 전통 향료가 어떠한 효능을 위해 사용되었는지와 훈향과의 연관 관계를 유추하는 계기가 되었으면 한다.

침향(沈香 : Aloeowood)

침향은 침향수(沈香樹 : Lignum Aloes), 또는 침수향(沈水香)이라고도 하는데 그 뜻은 '물에 가라앉는 나무'라는 뜻이다. 침향은 상록교목으로 높이는 30m에 달하고 개화기는 3~4월이고 열매가 맺는 시기는 5~6월이다. 열대지역에서 재배되거나 야생하며 중국, 인도, 인도네시아, 베트남, 말레이시아 등지에 분포되어 있다. 백목향의 흑색 수지를 함유한 가장 뛰어난 방향성 목재로 주로 베트남, 캄보디아, 인도네시아 등에서 생산되고 있다. 침향은 오랜 세월 동안 자연적인 과정으로 상처를 받은 침향나무에서 생산된 수지 덩어리를 파내어 고급 한약재와 향료로 사용하였다.

중국의 전통 의서인 본초강목에 의하면 침향은 3가지 등급으로 분류한다. 최고급 제품인 물에 완전히 가라앉는 침향, 물속에서 반 정도 떠 있는 중품인 잔향, 낮은 등급으로 일반 나무처럼 물 위에 뜨는 황숙향으로 구분하고 있다. 침향나무는 원래 목질부에는 수지가 없는데 상처를 내거나 썩게 되면 상처를 보호하기 위해 수지를 생성한다. 이때 생성된 수지는 밀도가 높고 단단하여 물에 가라앉게 된다.

침향은 한약재로도 사용되는데, 그 성질이 부드럽고 따뜻하며 어떤 체질에든 다 받아들여지기에 매우 귀한 약재로 사용된다. 자연산 침향은 찾아보기 힘들며 소량이 희귀 약재로 고가에 거래되고 있다.

현재 유통되고 있는 대부분의 침향은 재배하여 생산하고 있다. 대규모의 침향나무를 심고 드릴로 나무에 구멍을 뚫어 인위적인 상처를 내어 수지를 침착시켜 채취하고 있다. 일반적으로 침향이 형성되기까지는 수십 년이 필요하며, 수지 함량이 높은 침향은 수백 년까지 소요된다. 그래서 동남아 국가에서는 침향 수지의 인공재배를 시도해보고 있다. 그러나 고급 침향의 생산 주기가 너무 길어 경제성이 떨어져 10~20년의 수지 함량이 낮은 침향을 주로 생산하고 있다. 이처럼 고급 침향은 오랜 시간으로 인해 생산이 어렵고 수요량은 많아 가격이 계속 상승세를 타자 유사품과 가짜 침향들이 많이 유통되어 소비자의 눈을 속이고 있다.

침향은 특별한 장비 없이도 자연광 아래에서 간단히 판별할 수 있다. 침향의 진위를 판단할 때 살펴볼 할 중요 사항은 다음과 같다.

❶ 자연 상태의 침향들은 결코 같은 모양이거나 인위적인 형태가 있을 수 없다. 대부분 불규칙한 모양을 하고 있으며 단단하고 무겁고 부러뜨리기가 어렵다.

❷ 침향은 목질부에서 수지가 엉겨붙어 만들어진 상태로 표면은 갈색이나 검은색과 황색으로 보이는 줄무늬가 번갈아 있다. 대부분 길이는 7~20cm, 지름은 1.5~6cm 정도이다.

❸ 약재로 사용할 수 있는 침향은 작은 입자도 물에 완전히 가라앉는다. 침향의 표면은 몇 번 문지르면 매끄럽게 윤이 난다.

❹ 침향을 태우면 검은 연기를 내면서 맹렬히 타오르며 불길이 닿지 않은 부분으로 수지(액체)가 뿜어 나온다. 불을 끈 후 연기의 냄새는 매우 순하고 부드러우며 편안하다.

❺ 침향은 자연 상태에서 일정 온도(체온인 36℃) 이상의 열이 가해지기 전에는 향이 나지 않으며 향이 손상되지도 않는다.

❻ 침향의 맛은 맵고 쓰다. 침향의 분말이 코로 들어가면 몹시 맵다.

침향 중에서 최고급 품질을 자랑하는 것으로 베트남산 가남향(伽楠香)이 있다. 가남향은 학명이 아퀼라리아 아갈로카 록스브(Aquilaria Agallocha Roxb)에 속하며 침향과 또 다른 등급 체계를 지니며 다른 차원의 가치로 인정받고 있다. 침향을 인삼에 비유한다면 가남향은 산삼에 해당한다. 가남향은 수지 함량이 가장 높고 품질이 우수하며 극히 적은 생산량으로 인해 세계적으로 가장 귀하게 여기는 약재이다. 침향의 재질은 단단하나 가남향은 묽고 접착성이 있어 칼로 얇게 베어내서 환으로 뭉칠 수 있으며 입으로 씹으면 점성을 느낄 수 있다.

침향은 향으로 사용할 경우 연소 전에는 아무 향기도 나지 않으나 연소하면 산뜻한 향기를 뿜어낸다. 한방 약전에 의하면 천연 침향은 훈향으로 유일하게 두통과 피로회복에 대한 치료효과를 가졌다. 그러므로 침향 자체만 가지고 향을 피우는 것이 가장 이상적이지만 수지가 연소성이 강하므로 소모량이 많아 비용부담을 줄이기 위해 다른 재료와 배합하여 사용한다. 주로 침향 분말을 이용한 선향이나 뿔향 또는 후연향 형태의 인센스로 제작한다. 그러나 향을 만드는 과정에서 접착을 위한 분말이 포함되어 향기는 다소 떨어진다.

단향(檀香 : Sandalwood)

샌달우드로(Sandlwood) 더 많이 지칭되는 단향목(檀香木)은 식물 분류상 단향과(檀香科 : Santalum)에 속하는 나무들이다. 나무의 심부에 강한 향을 가지고 있는 상록교목들을 부르는 이름이다. 영문명으로 샌달우드로 지칭되는 향재는 유사한 향을 내는 종류를 광범위하게 부르는 이름이다. 고대에 인도로부터 수입되어 향약재로 사용되었으며 그 색에 따라 백단·황단·자단으로 구분하여 우리나라에 알려졌다.

단향목은 다른 나무와는 달리 수십 년 동안 향이 지속되는 특징이 있다. 자연산 단향은 성장 속도가 느린데 그 가치가 높아 과거 무분별한 벌목 채취로 멸종 위기에 처해서 현재는 대부분의 생산국 정부에서 관리하고 있으나 불법 채취가 끊이지 않는다. 백단의 경우 최소 15년 이상 자라야 상업적인 가치를 가지며 인도의 타밀지방과 호주의 서부에 대규모 재배지가 조성되어 있다. 산지는 인도, 네팔, 방글라데시, 파키스탄, 스리랑카, 호주, 인도네시아, 하와이, 그 외 태평양 섬들에서 발견된다.

자연산 단향은 반기생식물로 발아 후 얼마 동안은 자력으로 살아가다가 곧 다른 식물의 뿌리에 기생하여 영양분을 얻으며 잎에는 엽록소가 있어 자체 광합성을 한다. 줄기는 높이가 3~10m, 지름이 25~30cm로 나무껍질은 갈색이다. 현재는 대부분 재배지에서 생산되고 있다. 목재의 바깥 부분은 향기가 없으나 가운데 심재(芯材) 부분에서 향이 난다.

수증기로 증류하여 얻은 샌달우드 에센스 오일은 화장품의 원료와 향기 요법인 아로마테라피(Aromatherapy)에 쓰인다. 에센스 오일은 전단향, 백단향, 황단향, 자단향, 진단향 등으로 구분한다. 약전에 의하면 단향은 성질은 맵고 따뜻하며, 비장과 위와 폐를 다스린다. 토사곽란과 갑자기 흥분하여 졸도하는 병이나 신경성 복통을 다스리고, 사악한 기운을 물리치며, 벌레를 퇴치한다.

백단의 훈향은 잘게 부수어 숯불로 태우거나 분말로 만들어 선향이나 뿔향 등으로 사용하며 목욕에 활용하거나 훈증을 하기도 한다. 인도에서는 백단향 분말을 얼굴에 바르기도 하는데 실제로 백단은 자외선 차단 효과가 있다. 요가 수행자들이 미간에 백단향을 바르기도 한다.

❶ 백단향(白檀香 : Sandalwood-Santalum album L)

백단향은 인도가 원산지이며 인도네시아, 호주 등에서 자생하는 상록수의 일종이다. 인도에서는 기원전 5세기경 산스크리트어로 "찬다나(candana)"라고 불리어 재배되기도 하였으며 일찍이 귀한 향료로 사용되었다. 영어의 sandalwood라는 이름도 "candana"가 기원이다. 주로 생산되는 백단향은 인도, 인도네시아, 호주 등이며 그 외 태평양의 여러 섬에 분포하나, 향기가 적어 향료의 이용은 미미하다. 특히 인도의 마이소르 지방에서 나는 백단향이 가장 고품질로 인정받고 있으며 노산(老山) 백단향이라는 별칭으로도 불리고 있다.

백단은 처음에는 독립하여 생육하나, 후에는 빨판으로 다른 나무의 뿌리에 기생한다. 어린나무일 때는 볏과나 아욱과에 기생하고, 성장함에 따라 대나무나 종려나무로 이동하며 숙주가 되는 식물은 140종 이상을 헤아린다. 은행나무처럼 암수딴그루로 주위에 식물이 없으면 생육이 잘되지 않으므로 재배에 많은 어려움이 있다. 이용가치가 높아 해가 갈수록 채집이 어려워지고 있다.

❷ 자단향(紫檀香 : Pterocarpus dicus willd)

콩과에 속하는 키나무인 자단향나무의 목질부를 말린 것으로 맛은 맵고 성질은 따뜻하다. 우리나라에서 자생하는 자단향은 품종보다는 자색을 띤 향나무의 개념으로 쓰인다. 즉 아열대 지역의 샌달우드가 아닌 국내의 주니퍼를 의미한다. 국내 자단은 울릉도 바닷가 바위틈에 자생하는 눈향나무가 가장 품질이 좋다. 강한 해풍과 열악한 환경의 돌 틈에서 강한 생명력으로 자라기 때문에 고급 향료가 된 것 같다. 그 외의 자생 자단향으로는 일명 뚝향나무, 연필향나무가 있다. 일반적으로 주변에 많이 보는 향나무는 가이스카 향나무이다. 남해안의 섬 지방, 해변가 등 해안가에 자생하는 자단나무는 정유 성분을 많이 함유하고 있어 그 향이 풍부하고, 부드럽고 맑아 '향(香)' 하면 보통 자단향을 일컫는다.

울향(鬱香)은 울릉도 남서쪽 해안 바위틈에서 주로 자라는 자단향으로 태우면 그 향이 맵지 않고 진하며 순하다. 울향은 자단향 중에서 최고의 품질로 꼽힌다.

❸ 황단향(黃檀香 : Sandalwood−Santalum haleakalae)

황단향은 색이 노랗고 맛이 진하다. 우두전단이라고도 하며 기원전 5세기경에 이미 재배되기도 하였고 고귀한 향목으로 사용되었다. 고대 인도어로 찬다나(Candana)로 불리던 단향목 중의 하나이며 전단 중에서 가장 향기가 많이 난다. 5월경에 노란색이나 자주색 등의 작은 꽃이 핀다. 향은 목재보다 정유(Essential Oil)로 많이 사용된다. 인도에서 주로 나며 상록수이다. 줄기의 높이는 약 0.9미터며 목재는 향기를 띠고, 회황색 또는 적동색이다. 조각용으로 사용하기도 하며, 뿌리를 갈아 분말로 만들어 향을 피우기도 한다. 증류법으로 에센스 오일을 생산하는데 많이 활용되고 있다.

정향(丁香 : Clove)

정향의 주요 산지는 말레이시아 군도, 아프리카, 인도네시아, 베트남이다. 정향은 중국 하이난성의 4대 남약(南藥)으로 선정되어 있다. 4대 남약이란 익지, 빈랑, 정향, 육두구를 일컫는다. 정향은 정향 나무과의 꽃봉오리다. 정자향, 웅정향, 모정향이라고도 불리는데 향기가 강하고 멀리 퍼져 일찍부터 귀중하게 쓰여 왔다. 전통향을 만들 때 반드시 들어갈 만큼 매력적인 향료이다. 동남아시아를 중심으로 꽃눈을 건조 시켜서 만들어진다. 정향은 실크로드를 거쳐 유럽으로 수출되었으며, 동남아 지역에서는 요리와 음식의 향신료로도 사용되고 있다. 동의보감에 기재된 효능을 살펴보면 다음과 같다.

"정향의 성질은 따뜻하며 맛은 맵고 독이 없다. 비위를 따뜻하게 하고 곽란[13], 신기[14], 분돈기[15]와 냉기로 배가 아프고 음낭이 아픈 것을 낫게 한다. 또한 성기능을 높이고 허리와 무릎을 덥게 하며 반위증[16]을 낫게 하고 술독과 풍독(風毒)을 없애며 여러 가지 종기를 낫게 한다. 또한 치감[17]을 낫게 하며 여러 가지 향기를 낸다. 외용약으로는 가루로 만들어 목욕하거나, 환부에 찜질 마사지하거나, 태워서 연기로 훈증한다." 한관의에서는 '상서랑'은 항상 계설향(정향)을 입에 물고 일을 아뢴다는 기록이 있다. 해약본초에서는 '정향은 기를 다스리고, 검은 머리를 나게 하며, 살충작용이 있고, 악귀를 쫓는다.'라고 하였다.

정향에서 추출한 성분은 가스활명수를 비롯한 소화제 등의 의약품 원료로 쓰이며 모기 기피제나 국부 마취에 이용하기도 한다. 또한 방부제의 기능도 있어 식품의 향을 내기 위한 첨가물로 약품이나 방부제 등 그 쓰임새가 다양하다. 정향으로 옷감을 염색하면 섬유에서 은은한 향이 배어나 향 염색에 사용하기도 한다.

소합향(蘇合香 : Stacte)

소합향은 서양에서는 성경에 향료로 기록되어 있어 교회에서 많이 사용했으며 거담제나 진정제로도 사용되었다. 동양에서는 향뿐만 아니라 정신이 혼미한 상태를 깨게 하는 복용 약으로도 사용하였다. 그러나 소합향은 수지를 약용으로 취급하여 향료의 품질 판별이 어렵다. 또한 유입 경로가 다양하고 고체와 액체의 두 가지가 기록되어 있어 현재에도 정품 논란이 끊이질

---

[13] 급성위장염
[14] 허리가 아프고 다리에 힘이 없으며 밤에 소변을 많이 누고 얼굴빛이 검은 증상
[15] 한기가 아랫배부터 가슴과 목구멍으로 치밀어 오르는 병
[16] 음식물이 들어가면 토하는 병
[17] 잇몸이 곪아 썩는 병

않는 향료이다.

소합향은 황백색 또는 회갈색을 띤 반투명성의 기름과 같은 반유동성의 끈적한 액체로 제고(帝膏), 소합유(蘇合油)라고도 한다. 곽의공의 '광지(廣志)'에 의하면 소합향은 옛날 소합국[18]에서 생산되었기 때문에 붙여진 이름이라고 전하고 있다.

날씨가 더운 열대지방의 조록나무과의 낙엽교목인 소합 나무에서 저절로 분비된 수액을 모으거나 초여름에 나무껍질에 상처를 내어 수지가 흘러내리게 한 다음 가을에 이 나무껍질을 벗겨서 수지로 만든다.

주산지는 인도, 아프리카, 중국 광동성 등지이다. 소합향을 알코올에 녹여서 여과한 후 알코올을 증류하면 정제 소합향이 된다.

소합향은 특이한 향기가 있고 맛은 맵고 느낌은 따뜻하다. 정신을 맑게 하고 혈액순환을 촉진한다. 약리작용은 관상동맥의 혈류량 증가, 심근 산소 소모량 감소, 혈소판응집 활성화, 거담작용, 항균작용이 있다고 보고되었다. 중풍, 흉복부통증, 협심증, 관상동맥질환, 기관지천식, 만성기관지염 등에도 쓰이며, 벌레에 물렸을 때나 각종 피부질환에 바르는 용도로 사용한다. 또한 폐와 간을 다스려 나쁜 기운을 물리치고, 사물에 붙은 귀신을 없애고, 온병과 학질, 고독(蠱毒)[19]에 의한 질병, 소변이 막히는 증상을 치료하고, 기생충을 없애며, 각종 나쁜 기운을 물리친다. 환자가 꿈에서 가위에 눌리는 일이 없도록 하며, 오랫동안 복용하면 정신이 맑아지고 몸이 가벼워지며, 장수한다고 한다.

향으로 태울 때는 녹으면서 타고, 소리가 나면서 향기가 강한 것이 좋다.

계피(桂皮 : Cinnamon)

계피는 과거에는 주로 중국에서 수입되는 비싼 약재이자 향료였다. 지금은 너무 흔해 귀한

---

[18] 옛 이란의 이름
[19] 뱀·지네·두꺼비 따위의 독. 또는 이 독이 있는 음식을 먹고 생긴 병 《복통(腹痛)·가슴앓이·토혈(吐血)·하혈(下血) 및 얼굴이 푸르락누르락하는 증세를 일으킴).

향약재라는 사실이 믿기지 않을 정도다. 계피는 통계(筒桂), 옥계(玉桂), 랄계(辣桂), 대계(大桂), 균계(菌桂)라고도 한다. 줄기와 뿌리껍질은 향이 좋고 맛도 좋아 오래전부터 약용이나 음식, 향료로 애용되어왔다. 고대 이집트에서는 사체의 보존을 위해 사용되었으며 의학, 미용 및 향신료의 목적으로 사용되어왔다.

동의보감에 의하면 계피의 성미는 달고 맵고 뜨거우며, 간, 심장, 콩팥, 비장을 다스린다. 혈맥을 통하게 하고, 허한 곳을 보온하여 가슴과 배가 차서 아픈 한냉복통, 허리나 무릎이 차고 시리며 아픈 것, 수족이 돌아가는 것을 다스리고, 모든 약을 잘 이끌어 주어 소화기능에 도움을 준다. 또 기생충을 죽이며, 어혈을 풀고, 태(胎)를 내리며, 중풍으로 말이 나오지 않는 것을 다스린다고 기록하고 있다.

용뇌(龍腦 : Borneol Camphor)

말레이시아가 원산지인 용뇌는 뇌자, 성용뇌, 매화뇌자라고도 한다. 말레이시아, 수마트라, 보르네오 등의 열대 우림지역에서 발견되는 상록수의 일종인 장뇌 나무인 용뇌수의 나뭇가지와 잎에서 추출한 백색 결정체이다. 성질은 시원하고 맛은 맵고 쓰다.

이 나무의 심재(芯材)는 짙은 적색이고, 외부는 회색 또는 담황색이다. 마호가니의 대용으로 사용된다. 용뇌 향은 갈포라 향이라고 부르며, 백색의 꽃은 향기가 있고, 열매는 2개의 날개가 있다. 용뇌는 순양(純陽)[20]으로 무독하며, 눈, 귀, 정수리까지 침투하여 눈을 밝히고, 심장을 편하게 하며, 목구멍이 저리는 것과 심장 복부의 사기(邪氣)[21]를 다스린다. 또 용뇌를 차(茶)에 넣어 향차를 만들었다는 기록도 있다. 인후통, 구내염 등을 치료할 때 외용한다. 용각산으로 알려진 하얀 분말의 주성분도 용뇌이다.

감송향(甘松香 : Nard)

감송향은 아시아가 원산지이며 마타리과의 다년생 초본식물이다. 중국, 인도, 부탄에 분포한

---

[20] 음양오행설로 양의 기운이 충만한 상태를 말한다.
[21] 몸을 해치고 병을 가져오는 나쁜 기운

다. 해발 3500∼4500미터 높이의 히말라야 기슭에서 자라며 뿌리 부분을 이용한다. 향송(香松)이라고도 하며, 그 향기가 매우 독특하고 향기롭다. 10∼12월 사이에 뿌리줄기를 채취하여 말려 방향성(芳香性) 건위약 또는 향료로 사용한다. 기름 성분을 함유하고 있어 정유를 채취하기도 하는데 맛이 달고 향기롭다.

우리나라에서 한약재로 통용되는 감송향은 대부분 중국산으로 본초강목에 의하면 감송향의 성질은 따뜻하고 맛은 달며, 독이 없고 복통을 낫게 하며 기(氣)를 내린다고 한다. 감송향은 위통과 속이 답답한데 효험이 있으며, 두통과 스트레스 해소에도 효과가 있어 심신의 안정에 도움을 주는 향료이다. 본초강목에 의하면 감송향을 가루로 내어 매일 태우면 오래된 폐렴을 고칠 수 있다고 한다. 또 고대로부터 여드름성 피부나 민감성 피부 등에 사용되어왔다. 여러 향 소재와 섞어 향을 만드는 재료로 사랑받아 왔다.

뿌리줄기를 증기추출법으로 에센셜 오일을 추출하며 주성분은 살균 및 해독 기능이 있다. 품질이 좋은 오일은 녹색을 띠며 향은 흙냄새나 건초 냄새와 비슷하다. 따뜻하고 짙은 사향류의 향을 풍긴다. 나르드 오일은 아로마테라피에서 강력한 진정제 중의 하나며 정신을 맑게 하고 마음을 진정시키는 효과가 있다. 또한 과잉행동장애(ADHD)를 보이는 어린이들에게서 과잉행동이나 초조함, 공격성을 완화시키는 효과를 지니고 있고 가슴이 심하게 두근거리거나 심한 두통, 불안을 가라앉히며, 정신을 강화시키는 작용을 한다.

아유르베다(Ayurveda)[22]에서는 모든 체질의 사람들에게 균형을 이루도록 돕는다고 기록되어 있으며 모발의 성장을 촉진하고 윤기를 줌으로써 모발용 영양제로 사용하거나 화장수, 향수로 쓰이기도 한다. 또한 이뇨제로 몸의 해독작용을 돕고 알레르기성 피부와 같은 만성적 피부질환에 도움이 되고 여자들의 월경주기를 정상화시킨다. 따뜻한 목욕물에 5∼6방울 정도를 떨어뜨리고 몸을 담그거나 향기를 흡입하면 긴장을 푸는 데 도움이 된다. 샌달우드나 라벤더 오일과 잘 어울린다.

한편 성경에서는 열 가지 이상의 향유가 70여 차례에 걸쳐 언급되고 있는데 그중 하나가 감송향인 나르드(Nard)다. 마리아가 예수의 발에 뿌렸던 향유로 당시 노동자의 1년 소득에 맞먹

---

[22] 아유르베다(데바나가리: आयुर्वेद, Ayurveda) 또는 아유르베다 약은 고대 인도 힌두교의 대체 의학 체계였다. 오늘날에도 인도, 네팔과 스리랑카에 매우 일반적이며 수백만 명에 의해 사용된다. 아유르베다는 서방에서도 인기를 얻고 있다. 이유르베다의 뜻은 삶의 지혜 내지는 생명과학이라는 뜻이다.

는 고가 제품 중의 하나였을 것으로 추정된다. 나르드는 말린 뿌리줄기나 정유의 형태로 인도에서 페르시아를 거쳐 각지로 전해졌는데 '나딘'이라고 불렸다. 로마 아우구스투스 황제시대의 저명한 시인(詩人)인 호라티우스는 친구 베르길리우스에게 자신이 가진 가장 좋은 포도주 한 통을 줄 테니 작은 병에 든 나르드를 하나 달라고 청하기도 했다고 한다.

안식향(安息香 : Benzoin)

방향족 케톨의 일종으로서 천연으로 산출되는 회갈색 덩어리로 수지로 벤조인 또는 안식향이라고 한다. 산지에 따라 수지를 분비하는 식물의 종류와 성분이 다르다. 샴벤조인은 때죽나뭇과의 교목 줄기에 상처를 내어 수지가 굳었을 때 채취하며 주성분은 벤조산과 수지알코올과의 에스터이고 바닐라 향기가 난다. 수마트라벤조인도 같은 채취법으로 얻는데 성분은 레지노탄올의 신남산에스터가 주성분이고 계피 향기가 있다. 태국, 베트남, 인도네시아의 수마트라에서 자라는 나무의 수지로 만들어지는 바닐라와 같은 부드럽고 방향성이 강한 재료로 식향(息香), 졸패나향(拙貝羅香), 수안식(水安息)이라고도 한다. 이 향은 나쁜 기운을 물리치고, 사기(邪氣)를 편안하게 진정시키기 때문에 안식향이라고 하였다. 기름 성분이 많고 황백색의 과립이 끼어 있다. 우리나라는 제주도에서도 생산되고 있다. 액체의 오일 상태를 수안식향(水安息香)이라 하고 덩어리진 수지를 건안식향(乾安息香)이라고 한다.

안식향은 정신을 맑게 하고, 기와 피를 잘 돌게 하며, 사기와 도깨비를 물리치고, 귀신들림과 어혈을 제거하며, 벌레의 독을 제거한다. 또 곽란을 제거하고, 풍사(風邪)[23]로 인한 통증을 제거하고 남성의 유정(遺精)[24]을 치료한다. 몸을 따뜻하게 하여 여성이 생리가 나오지 않는 증상과 출산 후 어지러움증을 치료하며 방충효과와 방부효과가 있다. 향을 오래 보존하는 용도로도 사용된다.

---

[23] 한방에서, 바람이 병의 원인으로 작용한 것을 이르는 말.
[24] 성행위 없이 무의식중에 정액(精液)이 나오는 일 《흔히 몸이 허약할 때 일어남》

유향(乳香 : Frankincense)과 유향수(乳香樹 : Mastic)

프랑킨센스로 더 잘 알려진 유향은 향료로서의 오랜 역사를 지니고 있으며, 약재, 방부제, 접착제 등으로 사용한다. 한방에서는 유향은 맛은 맵고 쓰며 약성은 온화하다고 하였다. 통증을 가라앉게 하고 종기를 없애는 효능이 있어 복통, 산후복통, 월경통, 타박상, 근육경련, 악성종양 등에 처방하였다.

유향은 고대 오리엔트를 통해 이집트로 다시 그리스와 로마로 전해졌는데 이집트에서는 유향을 종교의식에 사용했다. 성경에서 성전에서 쓰는 향의 재료로서 여러 차례 언급하고 있다. 중국에는 8세기경 당나라 때 아라비아산 유향이 전해졌는데 이를 훈육향(薰陸香)이라고도 불렀다. 우리나라에도 이때 소개되었을 것으로 짐작된다. 유향을 태울 때 나는 향은 따뜻하고 달콤하다. 매우 향기로워 고대로부터 값비싼 약재로 귀하게 여겼다. 성경에서 예수의 탄생을 경배하러 찾아온 동방박사의 선물이 황금과 유향, 몰약이었음을 볼 때 그 당시에도 대단히 귀한 물건이었음을 알 수 있다.

수지에 들어있는 주성분으로는 알파, 베타-보스웰산(alpha, beta-boswellic acids)이 있는데 보스웰산은 항염증 작용이 있어 관절염 치료제로 잘 알려져 있다. 면역조절 기능, 항암 기능, 천식 치료제의 효능이 있다. 수지를 증류법으로 에센스 오일을 추출하는데 향을 흡입하면 천식, 감기, 기침을 가라앉히는 데 도움이 된다. 마사지 오일로 사용하거나 목욕물에 몇 방울 넣으면 감기, 류마티스, 호흡기 질환이나 코막힘에 도움이 된다.

인도 유향나무는 인도의 건조한 지대에 자생하며 나무에서 얻어지는 수지는 유향과 비슷하며 향이 좀 더 부드럽다. 고대 이집트인들과 마찬가지로 인도에서도 이 향을 피우면 악령을 쫓아낸다고 믿었다. 수지는 흥분제, 류마티스 치료제로 사용하며, 수지에서 얻어진 오일은 진통제, 이뇨제로 사용하기도 한다. 이 식물이 지닌 의학적 효능이 인도 학자들에 의해 많이 연구되고 있으며 항염제와 천식치료제의 효능이 큰 것으로 밝혀졌다.

또한 지중해가 원산지인 유향수(乳香樹, Pistacia lentiscus)에서 채취한 수지를 유향이라고도 부르는데 영어로는 프랑킨센스와 구별하여 마스틱(mastic)이라고 한다. 중국에서는 양유향(洋乳香)이라고 한다. 이 나무는 투명한 결정체가 나무에 매달려 있고 햇빛에 반짝거려 눈물방울을 닮았다고 하여 '키오스의 눈물(Tears of Chios)'로 알려져 있다. 처음에는 투명했다가 밝은 흰색의 불투명한 수지가 된다. 처음에는 쓴맛이 있지만 약간 씹으면 상큼한 맛이 나온다. 수지 수확은 켄토스(kentos)로 알려져 있으며 7월 초부터 10월 초까지 진행된다. 수확 방법은 나무 주변 지역을 청소하고 모래 위에 불활성 탄산칼슘을 뿌린다. 그런 다음 4~5일마다 각 나무의 껍질을 5~10번 절개하여 수지를 방출한다. 첫 번째 수지 결정이 굳어지고 땅에 떨어지려면 약 15~20일이 걸린다. 그런 다음 겨울에 모래에서 마른 마스틱 조각을 모아 물로 씻어 수지를 분리한다. 분리 과정은 수작업으로 수행되며 관리자(Mastic Growers)에 의해 규제된다. 보통은 완두콩만한 크기의 물방울 형태로 팔린다. 마스틱은 향수, 화장품, 비누, 바디 오일, 바디 로션으로 이용된다. 고대 이집트에서 마스틱은 방부 처리에 사용되었다. 경화된 형태에서는 유향이나 보스웰리아 수지와 같은 마스틱을 사용하여 향을 만들 수 있다. 제과 및 요리에도 사용되며 브리오슈, 아이스크림 및 기타 디저트와 같은 식품에 향으로도 사용된다. 열처리로 두꺼워진 아마인유에 유향을 뿌려 만든 머길프(megilp)는 유화의 물감을 풀어주는 전색제로 쓰이며 치과용 점착제로도 쓰이는 등 다양한 용도로 활용되고있다.

배초향(排草香 : Korean mint)

코리안 민트로 명명된 한국이 원산지인 배초향은 꿀풀과에 속한 여러해살이풀로 다른 풀의 향기를 밀쳐낼 만큼 강한 향을 가졌다는 뜻에서 붙여진 이름이다. 방아, 방앳잎, 방아잎, 중개풀, 방애잎이라고도 부른다. 한국이 원산지이며 중국·대만·일본에도 서식한다. 볕이 좋은 풀밭에서 자라며 풀 전체에서 특유의 향기가 진하게 난다. 우리나라 전역의 산과 들에 저절로 자라며 전국 각지에 분포한다.

배초향은 다른 허브와 마찬가지로 여러 가지 용도로 쓰인다. 배초향은 담배에도 첨가되며 나물, 향신료는 물론 꿀벌의 밀원식물로도 활용된다. 잡초에 버금가는 강한 생명력 때문에 화단에 심거나 화분에 심어 놓으면 특별한 관리 없이도 잘 자란다.

손가락으로 잎을 문지르면 박하 비슷한 특유의 강한 향기가 나는데, 맛도 특이한 매운맛으로 한국에서는 주로 경상도나 전라도 사람들이 음식에 많이 넣어 먹고 된장국이나 아귀찜·장어탕·매운탕, 떡이나 부침개에도 넣어서 먹는다. 특히 추어탕에 배초향이 들어가는가, 들어가지 않는가에 따라 경상도식과 전라도식으로 나뉜다. 그리고 보신탕과 감자탕같이 고기 잡내가 많이 나는 요리에도 들어가기도 하는 전통 향신 채소이기도 하다. 북한지역에는 향신료와 조미용으로 다양하게 사용하고 있다.

배초향은 잎을 말려 향으로 사용하는데 한방에서는 곽향(藿香)이라고 하며 약용으로 소화, 건위, 진통, 구토, 복통, 감기 등에 효과가 있다.

유근피(榆根皮 : Ulmus davidiana root)

유근피는 느릅나무 뿌리의 껍질로 주로 약재[25]로 사용되었다. 인센스에서는 유피(榆皮)라 하여 느릅나무 껍질을 여러 향 재료와 섞어 접합하는 기능으로 활용하였다.

느릅나무는 동아시아에 자생하는 활엽수이다. 15~30m 정도 자라고, 회갈색 껍질을 가지고 있다. 잎은 타원형이나 달걀형으로 되어있다. 열매는 날개가 달려있어 바람을 타고 이동할 수 있으며, 느릅나무와 아주 비슷한 당느릅나무는 열매에 돌기가 돋아 있다. 잎을 씹으면 끈적끈적하다. 줄기와 잎에서 즙이 나오고 소침 같다고 소춤나무라고도 한다. 잎과 어린 순을 따서 된장국을 끓이고 떡을 만들 수 있다. 열매는 느릅나무 장을 담근다. 소나무, 은행나무, 버드나무, 오동나무와 더불어 공해에 매우 강하며, 주로 도시의 가로수로 흔히 볼 수 있다. 또한 생명력도 강해서, 황무지나 보도블록, 건물 틈새에도 자라난다.

한방에서는 본 분류군의 줄기와 수피를 항염증, 항암 치료제로 널리 사용한다. 이 이외에도 항바이러스, 항세균 효과도 있음이 입증되었다. 또한 염증 치료에 좋으며 비염, 축농증 등 이비인후과 질환에 효과가 좋다.

향료로 단독으로 사용하지 않고 다른 향료와 혼합하여 사용하며 조스 파우더(Joss Powder)처럼 다른 향료를 접합하는 용도로 사용한다.

---

[25] 동의보감에 유근피는 성질이 평하고 무독하여 부드럽고 매끄럽게 잘 흐르는 작용을 한다고 하며 본초강목에는 맛이 달면서 독이 없으며 부드러워서 대·소변을 잘 보게 하고 장에 사열을 없애고 장염에 효과적이며 부은 것을 가라앉히고 불면증도 낫게 한다고 기록하고 있다. 또한 항염과 항균 효과가 뛰어나 체내 염증 질환과 피부염, 비염, 축농증, 중이염 개선에 효능이 있다.

대회향(大茴香 : Star Anise)

대회향은 중국 원산의 오미자과에 속하는 상록식물이다. 꽃은 적갈색이며, 열매는 향신료로 사용한다. 중국 남부 광시 좡족 자치구와 베트남 북부의 국경 지역에서 자생하며, 중국 남부나 남부 인도, 인도차이나에서 넓게 재배되고 있다. 열매를 말린 것을 대회향, 팔각 또는 팔각회향(八角茴香) 등으로 부르며 향신료로 쓴다. 아니스[26]나 회향[27]을 닮은 좋은 향이 난다. 그래서 영어로 별 모양의 아니스(Star Anise)로 불린다. 베트남 요리에는 대회향을 많이 사용하며 각종 찜 요리에는 필수적으로 들어간다. 중국의 돼지고기와 오리 요리에도 중요한 향신료로 볶음 냄새 제거에 사용된다. 유럽에서도 소스 등 요리의 향료로도 많이 쓰인다. 대회향에서 추출된 시키미산은 타미플루의 재료로도 사용되었다.

대회향은 중국의 동남부와 베트남에서 자생하는 목련과에 속한 상록수다. 대회향은 나무의 열매를 건조한 것으로 뿔이 8개가 달려서 별과 유사한 형태를 가지고 있어 팔각회향 또는 팔각이라는 명칭이 붙었다. 대회향은 한기와 습기로 인한 각기(脚氣)[28]와 구토를 치료한다. 대회향의 생리활성 성분은 소회향과 같은 아네톨(Anethole)이 주성분이며 소회향[29]처럼 위를 튼튼하게 하는 데 사용한다. 또한 대회향에서 얻어지는 오일은 회향유(回香油)란 이름으로 냄새 제거 등에 사용되며 이뇨작용은 물론 복부 팽만감, 소화, 구역질을 완화시키는 효능이 있다.

대회향은 독특한 향취 때문에 요리에 많이 이용되어왔다. 얼얼한 맛과 감초와 같은 향기가 나서 음식물의 나쁜 냄새를 없애준다. 주로 육류나 생선의 비린내를 없애는데 많이 사용한다. 아시아 음식에서는 주로 향신료로 알려져 있는데 연간 수만 톤의 열매가 베트남 수프와 중국요리에 이용되고 있다. 주성분인 아네톨은 달콤한 향미가 특징이고 약간의 쓴맛과 떫은맛이 느껴진다. 에센스 오일은 미나리과의 허브식물 아니스(Anise)나 산형과 식물인 휀넬(Fennel)[30]의 대체품으로 사용되기도 한다.

---

[26] 미나리과에 속하는 속씨식물로, 동부 지중해 지역과 서남아시아가 원산지이다. 이 식물의 맛은 감초, 회향, 타라곤과 어느 정도 유사하다.

[27] 산형과 페니쿨룸속에 속하는 여러해살이 허브식물이다. 회향이라는 이름은 썩은 간장이나 물고기에 이 식물을 넣으면 본래의 냄새대로 되돌아간다고 하여 붙여진 이름이다.

[28] 다리 힘이 약해지고 지각 이상(저림 등)이 생겨서 제대로 걷지 못하는 병

[29] 소회향은 미나리과에 속한 다년생 허브식물로 회향의 성숙한 과실로 9월~10월경 채취해 서늘한 곳에서 약한 햇빛에 말려 사용한다.

[30] 산형과에 속하는 노란색 꽃과 깃털 잎이 달린 다년생 허브식물

목향(木香 : Inula helenium)

목향은 세종실록지리지에 의하면 경기도, 충청도, 경상도, 황해도에서 생산되는 토산물이다. 그러나 실제로 목향은 우리나라에서 나지 않는다. 국내에서 목향 대용으로 사용하는 것은 토목향이다. 목향을 비롯한 향이 나는 약재들은 중국에서도 뒤늦게 재배하였고, 불교 전파와 함께 유입되어 주로 티베트나 인도 등지에서 수입한 것으로 보인다. 국화과에 속하는 목향의 뿌리를 말린 것으로 성질은 따뜻하고 맛은 맵고 독이 없다. 강한 향기가 있고 휘발성분을 풍부하게 함유하여 기를 잘 순환시키기 때문에 거담 및 기관지염에 효험이 있다. 또한 목향에는 항균 작용이 있어 설사, 곽란, 이질 등을 멈추며 독을 풀어주고 헛것에 들린 것을 낫게 하는데 효험이 있다. 또한 온역[31]을 방지하고 약의 정기가 목적한 곳으로 잘 가게 한다. 또 위통이 심하고 장의 기운이 막힌 것을 치료하는 중요한 약재이다.

태종실록에는 명나라의 황제가 정향, 유향, 진사(辰砂)[32]등과 함께 목향을 조선에 하사하였다는 기록이 있다. 또한 중국에서 조선의 말을 사기 위하여 목향을 무역품으로 수출하겠다는 의사를 밝힌 부분도 있다. 문종실록에는 일본에서 조선에 말가죽, 후추 등과 함께 목향을 토산물로 바친다고 하였다. 이로 보아 목향이 명나라와 일본, 조선 사이에서 중요한 무역 상품이었음을 추측해 볼 수 있다. 직물 사이에 넣으면 방충의 효과가 있고 주성분인 아란트락톤(Alantolacton)의 강한 살균력으로 회충구제에도 효력이 있다.

후박(厚朴 : Machilus thunbergii)

후박나무는 녹나무과 후박나무 속의 상록교목이다. 높이는 20m 정도 나무 둘레는 1m 정도 성장한다. 어린 가지는 녹색에서 적색을 띤다. 새싹은 둥글게 팽창하며 잎은 가지 끝에 모여 있는 경향이 있으며 잎은 길이 8~15cm로 긴 타원형이다. 나무껍질은 단단하고 표면은 윤기가 있고 진하다.

개화기는 4~6월이고 연두색으로 그다지 눈에 띄지 않는 꽃을 피운다. 8~9월경 둥근 검은

---

[31] 봄철의 돌림병
[32] 황화수은(HgS)으로 구성된 수은의 주 광석광물

열매가 맺힌다. 열매는 지름 1cm 정도로 같은 녹나무과의 아보카도에 가까운 맛이 난다.

북미나 유럽에서 바인더 파우더를 일부 타부 파우더(Tabu Powder)라고 부르는데 후박의 일본어 이름인 타부노키(タブノキ)에서 유래되었다. 근세에 들어 일본이 동양에서는 제일 먼저 유럽에 선향을 소개하면서 일본 향에 접착용으로 사용하던 후박나무의 분말을 고유명사로 사용하면서 유래한 것으로 보인다.

후박나무의 껍질은 구토와 곽란에도 쓰이는 약재이며, 냄새가 없어 분쇄한 후에 향의 접착제로 사용하였다. 일본에서는 현재까지 후박나무의 껍질을 유근피와 마찬가지로 선향의 접착제로 사용하고 있다.

그 외의 허브(Herb) 식물

실크로드를 통해 중국으로부터 약이나 향료로 다양한 종류의 허브를 들여와 차와 약용으로 사용하였다. 라벤더, 페퍼민트, 카모마일, 로즈메리 등 그 종류가 수십 종에 이르고 있다. 국내에서는 일반인에게 널리 사용되지는 않았고 궁중이나 귀족에게 사용되었다.

허브는 향료나 약으로 사용하기 위해 키우는 식물을 말한다. 몰약이나 유향 등도 중동지역과 로마의 고대종교에서도 사용되며 허브로 통용되었으나 현재는 한해살이나 여러해살이의 식물에 한정하고 있다. 허벌 인센스의 주재료가 되는 허브는 일반 채소와는 다르다. 채소같이 식재료의 역할보다는 향신료와 같이 미량으로 맛을 내는 데 사용한다. 대부분 강한 향을 지니고 있으며 식용과 약용뿐만 아니라 인센스의 주재료로 많이 사용되고 있다.

Incense

4

인센스의
주요 재료

4장은 인센스를 만들기 위한 주요 재료들에 대해 소개한다.

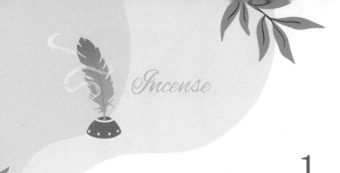

1

인센스의 주요 재료

바인더 파우더(Binder Powder)

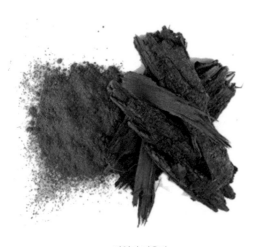

▲ 바인더 파우더

바인더 파우더는 리차나무(Litsea tree)의 껍질을 말려 분쇄한 분말로 향 소재를 결합해 주는 역할을 한다. 지겟 파우더(Jiggat powder) 또는 타부 파우더(Tabu powder), 마코 파우더(Makko Powder), 글루 파우더(Glue powder)로 불리기도 한다. 강한 점도 및 접착 특성으로 인해 인센스의 접착 재료로 주로 사용된다. 리차나무의 껍질은 어렸을 때 연녹색 또는 진녹색을 띠고 성장하면서 갈색 또는 암갈색으로 변한다. 나무 높이는 25~30m, 지름 40~60cm이며 가지를 절단하여도 새로운 줄기를 생성하는 강력한 재생 능력이 있다. 껍질은 약간 거칠며 보통 1~2cm 두께로 점액이 많이 포함되어 있다.

나무를 심는 장소의 성장 조건에 따라 다르지만 5~7년 후에 껍질을 수확할 수 있다. 보통 나무당 한 번에 5~10kg의 껍질을 수확하며 여러 차례 새싹을 재생하여 수확한다. 나무껍질은 의약[33]에 사용되는 에센셜 오일을 추출하기도 하며 목재는 종이와 가구로 사용하고 껍질을 수확한 가지나 잎은 합판을 만들기 위한 원료로 사용한다.

분말은 대부분 자연 노랑(Natural yellow) 또는 갈색이나 암갈색이다. 접착력이 매우 뛰어나며 순수하게 껍질만을 분말로 사용하기도 하고 잎과 줄기를 섞어 접착력을 조정하여 사용하기도 한다. 리차나무의 속껍질 순도가 높을수록 접착력이 강하며 순도를 쿱스(CUPS)로 표기한다. 쿱스는 접착 강도로 이해하면 된다. 10단계의 쿱스가 있으며 가장 높은 순도가 퓨어(Pure) 가장 낮은 단계가 9쿱스이다. 순도에 따라 인센스 재료의 바인딩 비율이 달라진다. 예를 들어 가장 우수한 제품인 퓨어 등급은 바인더 파우더 1g은 인센스 분말 17g을 접착시킬 수 있다. 그외 제품은 잎과 줄기를 혼합하여 점도 비율이 낮아진다. 바인더 파우더를 인센스의 접착제 사용하는 이유는 다음과 같다.

- 가연성 천연 목재 접착제로 다른 소재와의 접착력이 우수하다.
- 연소 시 자체의 향이 적어 다른 재료의 향을 방해하지 않는다.
- 입자가 부드럽고 고르게 연소한다.
- 우수한 수용성 결합 특성이 있다.
- 접착력과 점도의 조절이 쉬워 다른 재료와의 결합이 쉽다.

---

[33] 껍질에서 추출된 오일로 염좌, 혈종 손상, 설사, 이질, 두통 치료제로 사용된다.

바인더(마코) 파우더의 점도

바인더 파우더는 다양한 명칭이 있다. 마코(Makko), 조스(Joss), 타부(Tabu), 타부노키 (Tabunokki), 지겟(Jiggat), 글루(Glue) 등 지역이나 사람에 따라 다양한 이름으로 지칭된다. 이 분 말은 명칭만 다양한 것뿐만 아니라 점도에 따른 구분도 다양하다. 보통은 접착력의 단위로 쿱스 (CUPS)를 사용하는데 리차나무의 껍질 함유량에 따라 10단계로 구분한다. 다음은 바인더 파우더의 단계 구분과 다른 분말과의 접착 비율이다. 예를 들어 순수(Pure) 등급이면 1g의 바인더 파우더로 17g의 인센스 분말을 접착시킬 수 있다. 보통은 36쿱스를 많이 사용한다.

번호	등급(cups)	비율	색상	수분 함량	입자 크기
1	Pure	1:17	다크 브라운 (dark brown)		
2	45	1:15			
3	36	1:12			
4	30	1:10	브라운(brown)	최대(Max) 3%	80메시(Mesh)
5	24	1:8			
6	22	1:7			
7	18	1:6			
8	16	1:5	내추럴 옐로우 (Natural yellow)		
9	12	1:4			
10	9	1:3			

인센스 베이스 분말(Incense Base Powder)

사용자의 편의를 위하여 인센스 제조에 필요한 분말을 적정 비율에 맞게 혼합해 놓은 반가공 형태의 분말이다. 여러 곡물을 섞은 우리의 미숫가루와 비슷하다. 제조사나 인센스의 기능에 따라 다르기는 하지만 첨가물 없이 바로 반죽하여 사용할 수 있다. 보통 어두운색과 밝은색이 있는데 밝은색은 갈색이나 상아색을 띠고 있으며 어두운색은 진한 회색이나 검정색이다.

밝은색의 분말은 화이트 베이스(White Base)라고 하며 주재료로 고무나무의 분말을 사용하는 경우가 많고 바인더 파우더의 종류와 첨가 유·무에 따라 색상이 다르다.

진한 회색의 분말은 아카시아나무의 분말과 숯가루를 첨가하여 화력이 강한 편이며 블랙 베이스(Black Base)라고 한다. 화이트 베이스에 비해 화력이 좋아 다양한 소재를 혼합하여도 잘 탄다.

인센스 베이스 분말은 주로 선향, 죽향, 뿔향, 후연향 등 반죽을 필요로 하는 인센스에 적합하도록 사용자 편의를 제공한 분말이며 다양한 색상으로 채색한 분말을 판매하기도 한다.

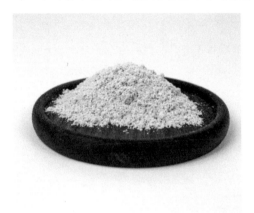

▲ 인센스 베이스 분말-화이트(White Base Powder)

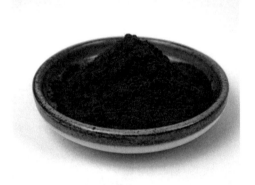

▲ 인센스 베이스 분말-블랙(Black Base Powder)

화이트 우든 파우더(White Wooden Powder)

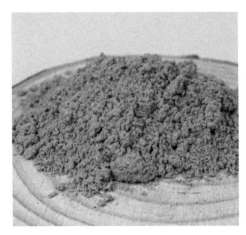

▲ 화이트 우든 파우더

인센스의 기본 재료로 사용된다. 상아색(Ivory color)이나 연갈색을 띠고 있다. 고무나무의 조각이나 톱밥을 이용하여 분말로 만든다. 고무나무는 일반적으로 수령이 25~30년인 라텍스 생산주기를 완료한 후 목재로 이용된다. 라텍스 수확량이 극도로 낮아지면 나무를 벌채하고 일반적으로 새로이 나무를 심는다. 고무나무는 가지를 잘라서 심어도 다시 뿌리내리고 잘 자란다. 잎은 넓고 길쭉한 물방울 모양이고 진한 녹색이며, 가지는 매끈한 편이고 갈색이나 황토색이다. 원목은 그 표면이 맨들맨들하며 목재는 연한 황토색을 띤다. 고무나무는 구조물을 만들어 사용해도 괜찮을 정도의 내구력을 지니고 있다. 하지만 습기와 곰팡이에 취약하여 다양하게 사용되지는 않았다. 과거에는 농장에서 벌채 후 바로 소각하는 경우가 많았지만 20세기 후반과 21세기 초에 곰팡이와 곤충의 공격으로부터 목재를 보호하기 위한 화학 처리 기술이 개발되면서 가구 제작용에 사용이 훨씬 더 보편화되었다. 라텍스 생산 후 재활용 목재라 가격도 저렴하고 밀도가 높고 적당히 견고하며 보존성이 매우 뛰어나 최근에는 다양한 용도의 원목 제품으로 활용되고 있다. 덕분에 저렴한 비용으로 인센스 재료를 얻을 수 있게 되었다. 인센스의 기초 재료로 선호하는 이유는 다음과 같다.

- 부드럽고 고른 연소로 냄새가 거의 없다.
- 수분을 잘 흡수하여 향 오일을 입히기가 쉽고 오래 보존된다.
- 착색이 쉽고 연소 시 부드럽게 향을 발산시킨다.
- 라텍스 생산 후 재활용되는 목재의 부산물로 가격이 저렴하다.
- 다른 향 소재와의 혼합이 용이하고 잘 연소된다.

우든 파우더(Wooden Powder)

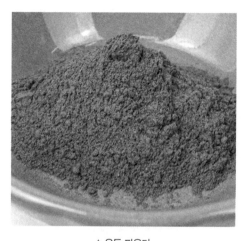

▲ 우든 파우더

황갈색이나 진한 갈색을 띠고 있다. 아카시아가 주재료이기는 하지만 국가별로 혹은 생산지별로 차이가 있다. 목재를 가공하면서 부산물로 생기는 톱밥을 건조시켜 분말로 만들기도 하고 잔가지를 파쇄해 만들기도 한다. 주로 화력이 강한 것을 원하거나 어두운 색의 향을 만들 때 사용한다. 또한 여러 종류의 재료가 혼합되어도 잘 눈에 띄지 않아 많은 재료가 섞일 때 용이하다.

어두운 색의 인센스는 대부분 우든 파우더를 사용한다. 기능과 역할은 화이트 우든 파우더와 대동소이하다.

차콜 파우더(Charcoal powder)

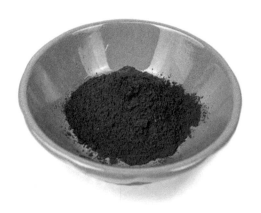

▲ 차콜 파우더

숯은 탄소, 회분으로 구성되어 있다. 인센스에 사용되는 숯은 대부분 고무나무를 비롯한 열대 나무의 잡목으로 만들었다. 인센스 소재의 발화를 도와 향이 잘 타도록 하는 역할을 한다. 일부 인센스 재료는 고온을 유지해야 타는 경우가 있는데 이때 숯을 첨가하여 사용한다. 숯은 많은 미세한 구멍들이 있어 외부의 습기를 빨아들이기도 하고 내뱉기도 한다. 이러한 원리를 이용해 제습, 탈취, 공기정화용으로 사용한다. 숯은 검탄, 백탄, 활성탄으로 구분된다. 검탄과 백탄은 숯을 굽는 온도에 따라 구분하는데 활성탄은 검탄과 백탄을 더 높은 온도로 한 번 더 구워 만든다. 인센스에 사용하는 숯가루는 주로 검탄을 이용한다.

숯은 인류가 불을 사용하기 시작한 이래 사용되어 온 에너지원으로 제철, 항습, 취사, 필기도구 등 다양한 용도로 널리 사용되어왔다. 현대에 이르러서도 숯은 용도에 따라 다양하게 사용되고 있으며 점차 그 활용 방식이 늘어나고 있다. 그 다양한 쓰임새에 비해 재료는 나무만 있으면 되므로 매우 간단하며 누구나 쉽게 만들 수 있다. 제작 방법은 구덩이를 파고, 그 안에 나무를 재워 놓고 불을 때서 구우면 된다. 물론 전문적인 숯을 굽는 방식은 높은 기술적 요소와 경험을 필요로 하지만 단순히 숯을 개인이 만든다는 차원에서 쉽다는 뜻이다.

숯을 인센스에 이용하는 주목적은 화력의 강화이다. 하지만 숯이 너무 화력이 좋으면 향 재료를 빨리 태우게 되고 발향도 낮아진다. 고열로 향 재료를 태우기 때문에 연기가 발생하지 않기 때문이다. 인센스용 숯은 적당한 화력과 지속성을 지녀야 한다. 우리나라에서 많이 사용하는 참숯이나 대나무 숯은 화력이 강한 편에 속한다. 열대 우림의 나무로 재작된 목질이 부드럽고 화력이 중간 정도의 숯이 인센스 용으로 적당하다.

- 차콜 파우더는 인센스가 잘 타도록 하는 역할을 한다.
- 향이 타다가 중간에 꺼지는 것을 방지한다.
- 천연 인센스의 곰팡이를 방지하여 보존 기간을 늘려준다.
- 향이 강한 경우 향의 강도를 누그러트리는 효과가 있다.
- 인센스 첨가제 외에 냄새제거, 벌레퇴치, 오염물 제거 등에 활용한다.

스톤 파우더(Ston Powder)

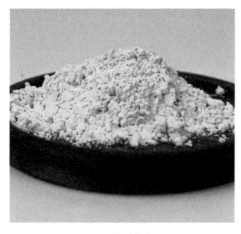

▲ 스톤 파우더

인센스에 사용하는 돌가루는 백운암 또는 백운질 석회암(Limestone)을 주로 이용한다. 탄산마그네슘($MgCO_3$)의 함량 5% 이내의 것을 석회암, 5~10%의 것을 고토질석회암, 10~50%의 것을 백운질 석회암, 50% 이상의 것을 백운암이라 칭한다. 일반적으로 석회암은 부성분광물을 함유하는데, 특히 규산(硅酸)·장석(長石)·점토(粘土)·황철석(黃鐵石)·능철석(菱鐵石) 등이 들어있다.

실험에서 돌가루를 섞어 만든 인센스가 약 15% 더 강도가 높은 것으로 나타났다. 이렇듯 돌가루는 대부분 재료의 강도를 높이는 용도로 사용한다. 인센스의 재료로 사용되는 돌가루는 강도를 높이고 향이 타들어 가는 속도를 조절하는 용도로 사용한다. 향의 재료 중에는 너무 빨리 타버리는 경우가 있다. 이를 조절하기 위하여 스톤 파우더를 섞으면 돌가루가 연소를 방해하여 타는 속도가 느려진다. 또한 인센스가 부서지거나 갈라지는 것을 방지한다. 숯가루가 빨리 타게 하는 기능이 있다면 돌가루는 느리게 타게 하는 기능이 있다. 이 두 재료를 잘 활용하여 인센스의 타는 속도와 강도를 조절할 수 있다.

- 인센스의 타는 속도를 느리게 조절한다.
- 재료의 결속을 도와 강도를 높인다.
- 재가 흩날리는 것을 막아준다.
- 너무 많이 사용하면 불이 붙지 않거나 중간에 꺼질 위험이 있다.

버닝 파우더(Bunning Powder)

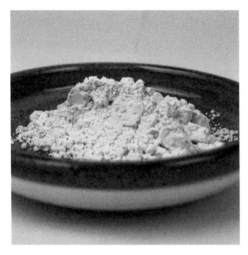

▲ 버닝 파우더

버닝 파우더는 인센스에 산소를 공급하여 향소재가 잘 연소되도록 한다. 대부분의 인센스 재료들은 자체로 연소가 어렵다. 그래서 숯을 이용하기도 하며 다른 연소기구를 이용하여 향을 태우게 된다. 숯은 분말을 이용했을 때 검게 착색되고, 덩어리를 이용했을 때는 화력 조절이 어렵다. 인센스 버너와 같은 연소 도구는 허벌 인센스나 분말인 경우 연소의 효율성을 얻을 수 있으나 자체 연소를 해야 하는 나머지 인센스의 경우 자칫하면 중간에 꺼지는 경우가 생긴다. 버닝 파우더를 사용하면 숯이나 연소기구 없이도 향을 태울 수 있다. 버닝 파우더 자체는 산화제로 연소가 되지 않아 안전하지만 과다한 양을 첨가했을 경우 인센스에 불이 붙을 뿐만 아니라 강력한 화염으로 화재의 위험이 있으니 주의하여야 한다.

- 인센스에 산소를 공급하여 연소를 활성화 한다.
- 인센스의 연소만 도울 뿐이며 향에 어떠한 관여도 하지 않는다.
- 화력 조절이 쉬우며 어떠한 인센스에도 사용 가능하다.
- 연소도구 없이 모든 인센스를 태울 수 있다.
- 인센스 소재와의 혼합이 쉬우며 착색이 쉽다.

인센스 오일 베이스(Incense Oil Base)

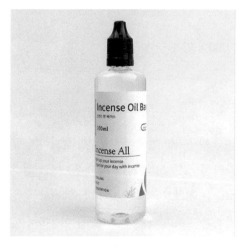

▲ 인센스 오일 베이스

인센스 오일 베이스는 무향의 인센스에 향을 입히기 위한 재료이다. 향 오일에 일정 비율로 섞어 향을 부드럽게 연소시키며 향이 인센스에 골고루 스며들게 한다. 또한 향 오일을 오랫동안 잡아두어 향의 지속시간을 늘려준다.

향을 입히기 위해 프레그런스 오일(Fragrane Oil)이나 에센스 오일(Essential Oil) 원액을 사용하여도 크게 문제는 없다. 하지만 원액을 사용할 경우 향이 너무 강하거나 거칠게 느껴지는 경우가 흔히 발생한다. 또한 향을 입히는 과정에서 향이 고르게 스며들지 않거나 건조 시간이 길어지는 경우가 발생한다. 이럴 때 인센스 오일 베이스를 사용하면 향이 잘 스며들고 건조가 빠르며 향의 지속력이 장시간 유지된다.

인센스 오일 베이스는 '향 오일:인센스 오일 베이스'의 비율을 '6:4'를 기본으로 하며 향 오일의 발향 노트와 기능에 따라 비율을 조절한다. 향의 제조사와 향마다 차이가 있어 표준으로 제시하기는 어려우며 향 노트와 인센스의 종류와 용도에 따라 경험으로 조절하여야 한다. 향 베이스 대체용으로 DPG를 사용하기도 한다.

- 인센스를 태울 때 향을 부드럽게 한다.
- 인센스에 일정한 습도를 유지하여 가루가 날리거나 부서짐을 방지한다.
- 향 오일을 오래 동안 유지하여 향의 지속시간을 길게 한다.
- 인센스에 향을 입힐 때 골고루 스며들게 하며 빨리 건조된다.
- 향의 강약을 조절하고 인센스가 잘 타도록 도와준다.
- 여러 가지 향을 조향할 경우 향이 잘 섞이도록 한다.

인센스 도우 베이스(Incense Dough Base)

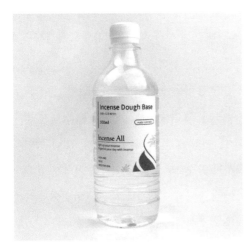

▲ 인센스 도우 베이스

인센스 도우 베이스는 쉽게 말하면 반죽용 물이다. 인센스 분말을 반죽할 때 사용한다. 반죽용 물로 정제수 또는 수돗물을 사용하여도 인센스 제조에는 영향이 없으나 인센스 재료에 따라 연소가 안 되는 경우가 발생한다. 원활한 연소를 위하여 숯가루를 첨가하면 되지만 인센스의 색이 어두워지거나 착색이 어려워지는 단점이 있다. 기본적으로 도우 베이스를 사용하면 인센스의 연소가 잘 이루어진다. 도우 베이스에는 연소를 돕는 산화제가 포함되어 있어 있기 때문이다. 이는 인센스의 연소를 도와 불안전 연소로 인한 매캐한 냄새를 잡아주는 역할을 하기도 한다.

시판되는 '인센스용 믹스드 파우더'의 경우 산화제가 포함되어 있어 굳이 도우 베이스를 사용하지 않아도 된다. 하지만 전통 향약재를 주재료로 사용하거나 직접 가공한 인센스 분말을 사용하는 경우에는 도우 베이스를 이용하여 반죽을 하여야 원활한 연소가 이루어진다.

• 산소 이온으로 인센스 베이스의 연소를 원활하게 한다.
• 인센스의 건조를 빠르게 하고 향 흡수율을 높인다.
• 인센스 소재의 접착을 원활하게 하고 산소층을 형성한다.
• 연소시 매캐한 타는 냄새를 잡아준다.

인센스 페이퍼 베이스(Incense Paper Base)

인센스 페이퍼 베이스는 일반 종이를 인센스용 종이(香紙 : Incense paper)로 만들어주는 액체이다.

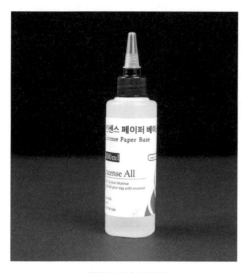
▲ 인센스 페이퍼 베이스

종이로 태우는 향(Paper Incense)을 제조하기 위해서는 종이에 불을 붙이면 화염이 없는 상태로 풍성한 연기가 나면서 점진적으로 타들어 가야 한다.

일반 종이는 불을 붙이면 화염이 일며 모두 타버린다. 중간에 불을 끄면 타는 상태가 멈추고 더 이상 종이가 타지 않는다. 이런 종이의 특성이 인센스의 원재료 역할을 어렵게 했다.

일반 종이를 인센스로 사용하기 위해서는 종이를 전소시키지 않고 점진적으로 타들어 가도록 하고 종이의 연소만으로는 실현되지 않는 풍성한 연기가 발생 되도록 해야 한다. 또한 종이 타는 냄새를 최소화하여 원하는 향의 발산이 이루어져야 한다. 이러한 조건을 충족시키기 위해 개발된 제품이 인센스 페이퍼 베이스다.

기존 종이 인센스 제품은 제조사에서 특수 제작한 종이에 향을 입혀 판매한다. 인센스 페이퍼 베이스는 특수 용지가 아닌 일반 용지를 이용하여 각자가 원하는 향을 선택하여 종이 인센스를 만들 수 있게 한 제품이다.

- 화염이 일지 않게 점진적으로 종이를 태운다.
- 풍성한 연기가 발생한다.
- 종이 타는 냄새를 최소화하며 향의 발산을 돕는다.

인센스 퍼퓸 베이스(Incense Perfume Base)

인센스 페이퍼 베이스가 향 종이를 만드는 것이라면 인센스 퍼퓸 베이스(Perfume Base)는 향 오일을 종이에 도포하여 연소 과정에서 향을 발산하게 하는 역할을 한다. 즉 태우는 향 종이에 향 오일을 크림(Cream) 형태로 도포하여 향지(Incense paper)를 태울 때 향을 발산하게 하는 베이스다. 퍼퓸 베이스는 종이에 향 오일을 쉽게 도포할 수 있게 하고 기름종이 특유의 반투

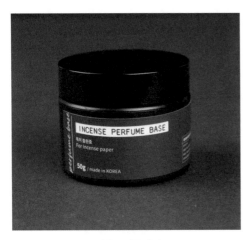

▲ 인센스 퍼퓸 베이스

명화가 되는 것을 방지한다. 또한 여러 겹의 향 종이를 붙여주는 접착제 역할을 한다. 물감이나 염료 등을 퍼퓸 베이스와 혼합하여 글자나 그림에 적용하면 디자인적인 요소로 시각과 후각에 동시 어필이 가능하다.

향 종이를 만들고 나서 향 원액을 도포하면 기름종이처럼 반투명 상태가 된다. 이러한 방법은 향 오일이 손에 묻어나고 종이에 향을 머금는 정도가 약하다. 종이 타는 냄새 또한 강하여 인센스 본래의 목적을 달성하기 어렵다. 향 오일을 직접 입힌 향지는 인쇄나 그림 등의 표현이 어렵고 여러 장을 겹쳐서 디자인적인 요소를 표현하는 데 한계가 있다. 퍼퓸 베이스는 이러한 문제 해결을 위한 제품이다.

- 향 오일이 쉽게 혼합되고 도포가 용이하다.
- 향지나 일반 용지에 정유(Essential Oil)나 향유(Fragrance Oil) 등을 쉽게 도포하여 태우는 종이향으로 제작할 수 있다.
- 향지(香紙)나 일반 용지에 향 오일을 도포하여도 반투명 상태가 되지 않도록 한다.
- 접착제 역할을 하여 종이와 종이, 종이와 기타 재료의 접착이 용이하다.
- 향 오일과 각종 안료 및 염료 등의 착색제가 잘 혼합되어 문자와 회화 등의 표현을 가능하게 한다.

죽향용 밤부 스틱(Incense Bamboo Stick)

밤부 스틱(Bamboo Stick)은 죽향에 사용하는 가는 막대형의 대나무 심(心)으로 반죽한 인센스 재료를 입혀 사용한다. 대나무는 이름에 '나무'가 들어가 있어서 목재로 착각하기 쉽지만, 실제로는 나무가 아니라 풀 종류에 속한다. 풀과 나무를 가르는 기준이 크게 두 가지가 있는데 단단한 목질 부분이 있느냐와 형성층이 있어 부피 생장을 하느냐이다. 대나무는 목질 부분이 있어 단단은 하지만 부피 생장을 하지 못한다. 이 말은 대나무는 위로는 자라도 옆으로는 거의

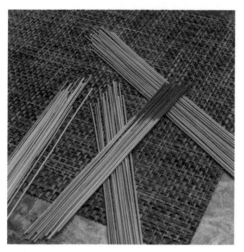

▲ 인센스 라운드 밤부 스틱

자라지 않는다는 뜻이다. 즉 키는 크지만 굵기는 그대로다. 이는 대나무의 구조와 나이테를 이해하면 바로 이해가 된다. 식물의 나이테라는 것이 옆으로 성장하면서 계절의 차에 의해 생기는 흔적이다. 그런데 대나무는 속이 텅 비어있으니 나이테가 있을 리가 없다. 그러므로 대나무는 나무가 아니라 풀이다.

대나무 심을 이용한 아가바티(Agarbatti)는 동남아시아의 대표적인 인센스이다. 우리나라에서 죽향(竹香) 또는 죽심향(竹心香)이라고 부르는 이유가 대나무 심(心) 때문이다. 대나무 심은 향 반죽을 잡아주고 연소에 도움을 주는 두 가지 역할을 한다. 선향의 경우 장비를 통해 국수를 뽑듯 뽑아내야 하지만 죽향은 대나무에 반죽을 감아서 건조하기만 하면 사용이 가능하다. 별다른 장비가 필요 없는 죽향은 비교적 쉬운 제조법으로 아시아에서 오래전부터 전통으로 이어져 온 방법이다.

인센스에 사용하는 대나무 심은 굵기와 길이가 다양하다. 죽향에 사용되는 심은 얇고 가느다란 것이 좋다. 대나무 심이 굵으면 향 반죽을 감기가 쉽고 단단하지만 태울 때 대나무의 매캐한 냄새가 향의 품질을 떨어트린다. 보통은 지름 1.2~1.5mm, 길이 20~50cm의 대나무 심을 주로 사용한다.

좋은 품질의 밤부 스틱은 대나무의 단단한 외피를 벗겨내고 심재(心材)로 제작하여 타는 냄새를 줄이고 연소가 잘되도록 충분히 건조하여 만들어진다. 이러한 대나무 심은 '밤부 라운드 스틱(Bamboo round stick)'으로 지칭되어 판매된다. 육안으로 구분하는 방법은 대나무 표피에 짙고 어두운색이 없고 자연 노란색으로 깔끔해 보이는 것이 라운드 스틱이다. 대나무 심의 끝부분을 다양한 색으로 염색한 스틱은 완성된 죽향의 미적인 측면을 고려한 것으로 기능에는 차이가 없다.

염료(Dye)와 안료(Pigment)

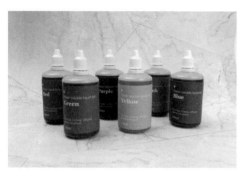

▲ 다양한 색상의 수용성 염료

염료(Dye)와 안료(Pigment)는 공통적으로 가시광선의 특정 파장만을 흡수하기 때문에 착색이 된다. 염료와 안료의 가장 큰 차이는 염료는 물과 기름에 잘 녹고, 안료는 물이나 기름에 잘 녹지 않는 특징을 가지고 있다. 염료와 안료를 유기와 무기로 구분하기도 한다. 무기는 금속이나 광물을 이용한 화합물이고 유기는 탄소를 기반으로 하는 생명체에서 유래한 화합물이다. 유기화합물은 염료와 안료 모두에 사용한다. 무기화합물 또한 마찬가지다. 안료나 염료, 무기물과 유기물을 먼저 정하고 착색제를 만드는 것이 아니라 목표하는 최상의 착색제를 혼합한 결과물로 수용성과 지용성으로, 안료인지 염료인지를 결정한다. 그러므로 무기물과 유기물의 재료가 모두 혼합된 상태로 안료와 염료를 명확하게 구분하기는 어렵다.

인센스에서 염료나 안료는 분말 또는 대나무 심(Bamboo Stick)의 착색제로 사용한다. 염료는 주로 뿔향(후연향)과 죽향에 사용되는데 반죽 물과 향 오일에 잘 혼합되기 때문이다. 최근 단순한 뿔 모양이나 막대 형태를 벗어나 다양한 디자인과 기능을 갖춘 인센스가 개발되고 있다. 인센스는 태우는 용도뿐만 아니라 고체 방향제 및 생활 액세서리로 폭넓게 활용되고 있다. 이에 따른 다양한 색상을 표현하기 위해 용도에 맞는 착색제를 선택한다.

인센스용 염료는 소량만 넣어도 색상의 표현이 가능하도록 개발되어 있다. 그러나 순수한 향을 즐기기 위한 용도라면 색상은 크게 중요하지 않으니 사용을 권장하지는 않는다.

DPG(디프로필렌 글리콜 : Dipropylene Glyocol)

DPG는 무색, 무취의 저자극 액상 성분으로 수분 증발을 막는 컨디셔닝 효과와 보습 기능이 뛰어나기 때문에 보통 화장품에 많이 사용된다. 인센스에서는 향을 입히고 난 후 향이 고르게 번지게 하고 향 오일을 오래 잡아두는 역할을 한다. 이는 DPG의 유화성분을 용해시키는 용해

제와 점성을 감소시키는 가소제(plasticizer)의 기능을 활용하는 것이다. 가소제는 물질의 점성을 줄이거나 소성(塑性)을 줄이는 첨가제이다. 점성은 끈끈한 정도를 말하며 소성(塑性)이란 물체에 작은 외력을 가하여도 변형하지 않고 저항하다가 어느 정도 이상의 외력을 가하면 변형하고 외력을 제거하여도 원래의 형상으로 되돌아가지 않는 성질을 말한다. 예를 들어 금속판에 일정한 힘을 가해 밥그릇을 만드는 가공법이 소성을 이용한 것이다. DPG를 사용할 경우 바인더 파우더의 점성을 약화시켜 부드럽게 하며 향 오일을 용해시켜 오일이 고르게 분포하게 한다. 또한 일정한 습도를 유지하여 가루가 날리거나 부서짐을 방지한다.

사용 방법은 1차로 향을 입히고 충분히 건조한 후 2차로 DPG에 담근 후 건져내어 다시 건조한다. '인센스 오일 베이스'를 사용하는 경우 인센스를 최적화 시키는 다양한 기능의 첨가제가 포함되어 있어 DPG를 사용하지 않아도 된다.

DEP(디에틸틸프탈레이트 : Diethylphthalate)

DEP는 인센스가 부러지거나 갈라지지 않게 하기 위해 사용한다. 또한 향을 입혔을 때 향을 오래 잡아주는 역할을 한다. 우리나라에서는 인센스에 사용하지 않고 있으나 인도를 비롯한 일부 동남아에서는 마감재로 사용한다.

프탈레이트는 딱딱한 플라스틱을 부드럽게 만드는데 필요한 첨가물로 장난감, 비닐 장판 및 벽지, 세제, 윤활유, 식품 포장재, 의약품, 의료용 혈액 주머니 및 튜브, 일부 화장품 및 퍼스널케어 제품 등 다양한 곳에 사용되는 물질이다.

유럽에서 헤어스프레이를 포함한 화장품과 퍼스널케어 제품에 사용된다. 프탈레이트라고 하면 위해성부터 생각하기 쉬운데 프탈레이트 계열의 일부는 실험용 동물에게 상당한 양을 투여했을 때 생식독성이 없는 것으로 밝혀졌다.

일부 프탈레이트는 유용한 특성을 지니고 있지만, 일부 프탈레이트는 독성을 가지고 있다. 버섯이 식용버섯이 있는가 하면 독버섯도 있는 것과 같은 원리다. 때문에 모든 프탈레이트를 같은 것으로 간주하는 것은 상당히 잘못된 판단이다.

DEP는 수작업으로 하는 인센스의 경우 거의 필요하지 않으며 비교적 안전한 성분으로 사용은 가능하지만 적극 추천은 하지 않는다.

Incense

5

작업 도구와
재료 가공

5장은 인센스를 만드는 작업 도구와
재료의 준비 및 가공에 관한 설명이다.

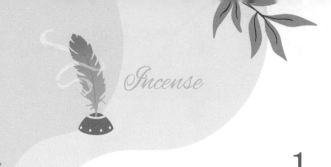

1

인센스 작업 도구

대부분의 공예가 그렇듯 도구를 잘 활용하는 것이 효율적인 작업을 위한 기본이다. 여기서 소개하는 모든 도구가 필요한 것은 아니며 본인이 주로 만드는 인센스 작업에 적당한 도구를 선택하여 사용하면 된다. 도구는 젤캔들샵 웹사이트에서 구매할 수 있다.

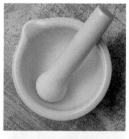

● **막자사발 & 절구**
주로 재료를 빻거나 으깰 때 쓰는 도구다. 막자사발과 절구 둘 다 가지고 있으면 더욱 좋다. 절구는 양이 많거나 단단한 재료를 가공할 때 이용하고 적은 양의 재료를 가공할 때는 주로 막자사발을 이용한다.

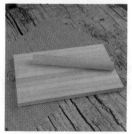

● **나무판 & 밀대**
인센스 반죽을 위한 필수 도구 중 하나다. 나무판과 밀대는 인센스 반죽의 점도를 높일 때 사용한다. 나무판은 죽향의 작업대로도 사용하고, 누르고, 펴고, 말리는 데 사용된다.

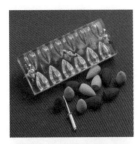

● 뿔향 & 후연향 몰드

뿔향이나 후연향을 일정한 크기와 압력으로 단단하게 만들 때 사용한다.
인센스를 손으로 빚어도 되지만 크기가 일정하고 단단하게 만들려면 몰
드를 이용하는 것이 좋다.

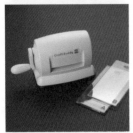

● 페이퍼 인센스 커팅툴(Cutting Tool)

페이퍼 인센스에 사용하는 도구이다. 구겨진 인센스 페이퍼를 반듯이 펴
거나 다양한 모양의 커팅 패드를 사용하여 독특한 디자인 형태의 페이
퍼 인센스를 커팅할 수 있다.

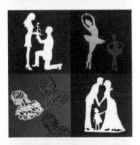

● 커팅 패드

인센스 커팅툴의 칼날 역할을 한다. 다양한 디자인의 커팅 패드가 있다.
깃털, 나뭇잎, 꽃 등 필요에 따라 다양한 모양의 향 종이를 컷팅할 수 있
다.

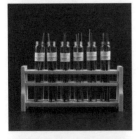

● 유리관

죽향이나 선향을 보관하거나 향을 입힐 때 사용한다.

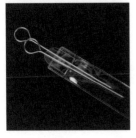

● 툴핀

후연향의 구멍을 뚫거나 인센스 반죽의 디자인 펜으로 사용한다.

● 비누칼

반죽을 자르거나 나무판의 반죽을 긁어내는데 사용한다.

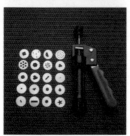

● 인센스 압출기(제면기)

선향, 권향, 둡 스틱을 뽑을 때 사용한다. 인센스 반죽은 밀가루 반죽에
비해 단단하며 점도가 높아 되도록 튼튼한 제품을 선택하는 것이 좋다.
굵기를 다양하게 선택할 수 있는 제품이 좋다.

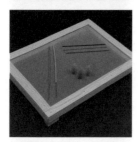

● 건조 채반

인센스를 건조하는 데 사용한다. 바닥면에 밀착되지 않아 아랫면으로 통
풍이 될 수 있는 제품을 선택한다.

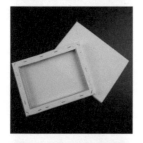

● 면천캔버스

종이 인센스에 향을 도포하거나 자연 건조하는데 사용한다.

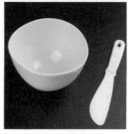

● 믹싱볼

1차로 분말과 물을 혼합할 때 사용한다. 인센스 분말을 적당한 상태로
엉겨 붙도록 하는 용도로 반죽을 치대기 전에 계량과 혼합에 사용한다.

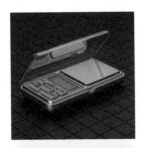

● 전자저울

분말의 무게를 계량하는 용도로 사용한다. 소수점 0.1g 단위의 계량이 가능한 저울을 선택하는 것이 좋다.

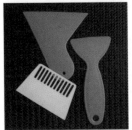

● 공예용 스크레퍼

페이퍼 인센스에 주로 사용한다. 종이를 접거나 퍼퓸 베이를 향지에 도포할 때 사용한다. 향지의 물기를 짜내는 용도와 나무판에 달라붙은 반죽을 긁어내는 데 사용하기도 한다.

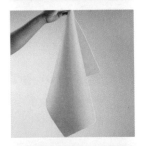

● 공예용 실리콘 메트

인센스 분말의 반죽에 사용한다. 밀대를 이용하여 반죽을 곱게 펴거나 대나무 심에 반죽을 입힐 때 밀려나지 않게 한다. 반죽이 달라 붙지 않고 바닥면에 고정이 쉬워 인센스 작업에 편리하다.

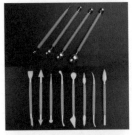

● 조소 모델링 툴

인센스 분말을 이용한 디자인 제품 및 생활 액세서리를 만들 때 유용한 도구이다. 인센스 반죽으로 찰흙이나 지점토 공예처럼 활용할 때 유용하다.

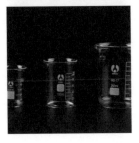

● 눈금 실린더 & 비이커

인센스에 사용하는 액체를 계량하는 데 주로 사용한다. 뿔향이나 후연향에 향 오일을 입히거나 젖은 인센스 스틱을 보관하는 데도 유용하다. 또한 향 오일의 혼합이나 조향에 사용한다.

2

인센스 만들기 과정의 흐름도

인센스를 만드는 과정은 원하는 기능과 재료에 따라 제조 방법의 차이는 있으나 제조 과정의 흐름은 비슷하다. 인센스 제조를 위해서는 크게 레시피 작성과 재료 준비, 테스트와 조정, 혼합과 반죽, 마무리와 보관의 4단계를 거친다.

레시피의 작성은 건축에 비유하자면 설계도에 해당된다. 인센스를 만드는 가장 기본이 되는 항목으로 목적하는 인센스의 재료와 도구를 준비하는 기준이 된다. 테스트와 조정은 설계도를 바탕으로 미리 만들어보는 모형과 같다. 모형을 미리 만들어보는 과정에서 재료나 비율을 수정하거나 보완할 수 있다. 혼합과 반죽은 실제로 건축을 하는 과정이다. 기본 설계와 모형으로 목적한 인센스의 실패율을 낮추고 재료의 낭비를 최소화할 수 있다. 마무리와 보관은 입주 청소와 관리라고 할 수 있다. 만들어진 인센스와 사용하고 남은 재료의 효율적인 건조와 보관으로 작업의 완성도를 높여준다.

아래의 흐름도는 인센스 제조 과정의 전체적인 흐름을 보여준다. 목적한 인센스의 종류와 태우는 방식에 있어 조금의 차이는 있을 수 있으나 전반적인 흐름은 동일하다. 자세한 단계별 작업 과정은 다음 장에서 살펴보기로 한다.

인센스 만들기 흐름도

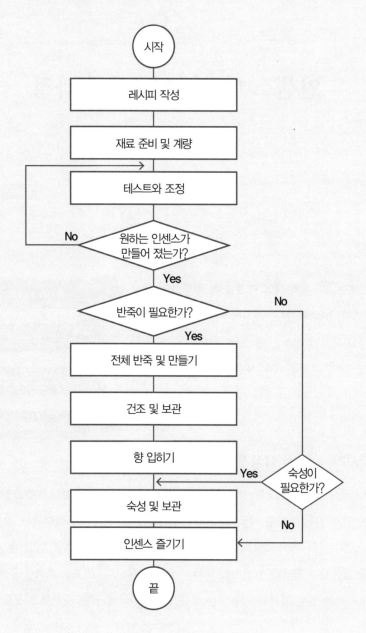

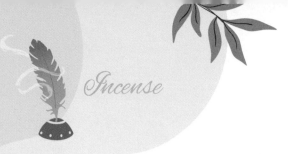

3

인센스 만들기의 4단계 과정

인센스 제조는 4단계의 작업 과정을 거쳐 만들어
진다. 인센스의 종류와 기능, 목적에 따라 다소 차
이가 있으나 기본적인 과정은 대동소이하다.

각 단계별 작업 과정과 주의사항을 살펴보도록
한다.

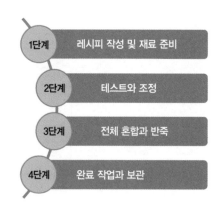

1단계	레시피 작성 및 재료 준비
2단계	테스트와 조정
3단계	전체 혼합과 반죽
4단계	완료 작업과 보관

1단계 : 레시피(recipe) 작성 및 재료 준비

인센스를 만들기 위한 첫 단계이다. 원하는 인센스의 레시피를 작성하고 필요한 재료를 준비
및 가공하는 단계이다. 어떠한 의도나 목적을 가지고 만들고자 하는 레시피는 '있는 재료'를 활
용하기 위한 레시피와 '재료 준비'를 위한 레시피가 있다. '있는 재료'를 위한 레시피는 가지고
있는 재료를 활용하여 목적한 인센스를 만들기 위한 계획이다. 새로운 재료를 구매하거나 준비
하기보다는 가지고 있는 재료를 활용하는 방법으로 냉장고에 남은 재료를 이용해 만드는 요리
와 비슷하다.

'재료 준비'를 위한 레시피는 원하는 인센스를 만들기 위한 준비 과정으로 기존 재료뿐만 아니라 새로운 재료의 준비가 필요하다.

인센스의 재료는 번거롭더라도 조금씩 자주 준비해야 신선한 향을 유지할 수 있다. 자신이 사용할 인센스 재료는 직접 가공하는 것이 이상적이지만 사용하기 편하게 반제품으로 판매하는 재료를 구매하면 작업 시간을 줄일 수 있다.

인센스 재료의 대부분은 건조된 상태로, 부피대비 무게가 낮아 십 분의 일 그램(0.1g)까지 측정 가능한 정밀 저울을 사용한다. 보통 인센스는 그램(g) 단위의 소량을 계량하여 제조한다.

인센스의 품질을 일관되게 유지하기 위해서는 재료의 정확한 용량을 계측하여 기록한다. 원하는 레시피가 작성되고 재료가 준비되면 재료의 특성에 따라 온도나 습도에 영향을 받지 않도록 보관 장소 및 용기에 신경을 써서 보관한다.

● 허브 계열의 재료

허브 계열의 재료는 향재의 특성에 따라 막자사발 또는 수동 분쇄기를 사용하여 작업한다. 막자사발은 수작업으로 재료를 빻거나 으깰 때 주로 사용하며 허브 계열의 재료는 가급적 전기 그라인더의 사용을 권하지 않는다. 전기 모터의 빠른 회전이 열을 발생시켜 원재료의 향이 손상될 수 있기 때문이다. 그러나 나무 계열의 단단한 목질부가 있는 재료는 분쇄기를 사용하는 것이 효율적이다. 나무는 허브 식물에 비해 목질부가 단단하여 향 손실이 적기 때문이다. 적절한 장비의 선택은 힘과 시간의 낭비를 줄일 수 있으므로 재료의 특성을 잘 파악하여 그에 맞는 장비를 사용하는 것이 중요하다.

느슨한 형태로 태우는 허벌 인센스나 향로에 직접 태우는 수지를 사용할 경우 재료는 굵은 소금 또는 거친 모래 정도의 입자 크기가 알맞다. 선향이나 죽향처럼 고운 분말을 필요로 할 때는 가는 눈금의 체로 고운 분말을 걸러내고 굵은 입자는 다시 분쇄하여 걸러내는 반복 작업을 하여야 한다. 어떤 형태의 인센스를 만들 것인지에 따라 입자의 크기와 작업이 결정된다.

● 말랑말랑하고 끈적한 재료(Gums & Resins)

수지(樹脂)와 같은 말랑말랑하고 끈적이는 재료는 막자사발과 같은 수동 도구를 사용한다. 전기 그라인더와 같은 모터를 사용하는 도구는 칼날이 손상되거나 원재료가 바닥에 엉겨붙어 회전 날이 겉돌며 분쇄가 잘되지 않는다. 전동 분쇄기를 사용해야 할 경우는 분쇄 전 15~30분 동안 수지를 냉동실에 넣어 얼린 다음 분쇄한다. 고무같이 탄력 있는 수지나 라브다넘 (labdanum) 같이 아주 부드러운 재료는 밤새 냉동하여 꺼내자마자 분쇄하는 것이 가장 효율적인 방법이다.

냉동해도 여전히 말랑거리거나 끈적이는 재료는 작성된 레시피에서 첨가할 예정인 분말을 미리 섞어서 분쇄하면 훨씬 수월하다.

● 나무 재질의 재료

나무 재질의 향료는 분말로 만들기가 상당히 힘들다. 수작업으로 목재 원료를 분말로 만들기 위해서는 엄청난 인내와 끈기가 필요하다. 먼저 목재 원료를 망치와 나무 끌을 이용하여 최대한 작은 조각으로 만든 다음 충분히 건조한 후 전동 그라인더를 사용하여 분쇄한다. 큰 조각에서 작은 조각으로 점진적으로 작업해서 최종적으로는 분말로 만든다. 목재 원료의 가공은 작은 조각 형태로 향로에 훈향 할 용도가 아니라면 수작업은 권장하지 않는다. 가능하다면 가공된 재료를 구매할 것을 추천한다.

● 단단한 향신료 및 꽃

건조된 허브 계열의 향료는 일반적으로 막자사발과 절구에서도 쉽게 빻아지며 수동 분쇄기에서 쉽게 갈린다. 정향, 계피 스틱, 육두구, 사향 씨앗 등과 같은 단단한 재료는 먼저 절구나 막자사발에 초벌 분쇄를 한 후에 수동 그라인더를 사용한다. 좀 더 고운 상태의 분말을 원하는 경우 적당한 크기의 체를 사용하여 고운 입자를 추출하고 굵은 입자는 빻기를 반복하거나 숯을 이용하여 훈향한다.

● 과일류의 재료

오렌지 계열의 과일 껍질을 인센스로 사용하기 위해서는 표피 아래쪽의 하얀색 과육이 되도록 들어가지 않도록 하여야 한다. 껍질을 통째로 벗겨 말리면 편하기는 하겠지만 과일 표피 아래쪽의 흰색 부분이 섞이면 원하는 향을 얻기 힘들다.

오렌지, 레몬, 라임 및 기타 감귤 껍질은 치즈 강판에 문지르면 껍질을 쉽게 분리해 낼 수 있다. 치즈 강판으로 분리한 과일 표피를 도마 또는 채반에 잘 흩뿌려 말리고 자주 뒤집어 주어 골고루 건조될 수 있게 한다. 과일 건조기나 식품 건조기를 사용해도 문제는 없지만 통풍이 잘 되는 그늘에서 자연 건조하는 것을 권장한다. 습한 여름철에는 건조기가 오히려 더 효과적일 수 있으니 계절과 상황에 따라 건조 방법을 선택하여야 한다. 말린 과일 껍질은 그대로 향로에 직접 태우거나 분말로 만들어 인센스의 향료로 활용할 수 있다.

2단계 : 테스트와 조정

● 반죽을 사용하는 인센스 – 선향, 죽향, 뿔향, 후연향

원하는 인센스를 만들기 위해서 먼저 테스트용으로 약 10% 정도의 인센스를 레시피대로 제조한다. 테스트용 반죽은 인센스 전체의 양에 비례한 혼합비와 물의 양을 계량하여야 작업한다. 예를 들면 200g의 인센스 작업을 하려고 한다면 20g을 전체 과정과 동일하게 제조한다. 테스트용으로 만들고자 하는 인센스 반죽의 점도와 탄력을 점검하고 제조 작업 중 문제점이 없는지 꼼꼼히 살핀다. 대나무 심을 사용할 경우 대나무에 반죽이 잘 감기는지 확인하고 반죽이 너무 질거나 되면 예비 분말을 첨가하거나 물의 양을 조절하고 기록하여 본 작업에 활용한다. 또한 건조 과정에서 인센스가 갈라지거나 쉽게 부서지지 않는지 확인하고, 건조 후 불을 붙여 타는 상태를 점검한다.

테스트용 인센스의 빠른 점검을 위해 건조기를 이용하여도 관계없지만 되도록 테스트 전체 과정을 본 제품의 작업 과정에 근거하여 그대로 시행한다. 빠른 건조를 위해 너무 강한 열을 가할 경우, 정상적인 건조에서는 이상 없음에도 갈라지거나 부서질 수 있다.

● 반죽 없는 인센스 – 허벌 인센스, 분말향

허벌 인센스의 경우는 레시피대로 조합한 향 재료를 태워 의도한 향이 나는지 확인한다. 즉 의도한 대로 향이 잘 발향되는가, 끝까지 불이 꺼지지 않고 잘 타는가, 연소 속도는 적당한가를 점검한다.

의도한 향과 다를 경우는 레시피를 확인하여 향료의 비율을 조정하거나 다른 성분을 첨가한다. 여러 종류의 향 재료를 혼합하여 허벌 인센스를 만들 경우 잘 타지 않거나 중간에 꺼지게 되는 경우가 있다. 기본적으로 대부분의 허벌 인센스는 자체적으로 고른 연소가 어렵다. 테스트 과정에서는 잘 타던 향료가 갑자기 타지 않을 때는 원재료의 보관 과정에서 습기에 노출됐을 가능성이 높다. 연소가 안 되거나 중간에 꺼지는 경우 숯가루나 버닝 파우더를 첨가한다. 그래도 연소가 안 되는 경우는 목탄을 이용한 훈향 방법을 사용한다.

허벌 인센스를 숯불로 태우는 경우는 향료의 분쇄 정도나 건조에 크게 영향을 미치지 않지만 반대로 너무 빠르게 탈 수도 있다. 이때는 스프레이를 통해 약간의 습기를 주거나 소금 또는 스톤 파우더(stone powder)를 섞어 조절한다.

테스트 과정은 메모나 사진을 찍어 기록하는 습관을 들이도록 한다. 지금 당장은 기억해도 시간이 지나면 기억을 못 하는 경우가 흔하고 기록한 메모와 사진은 훌륭한 자신만의 노하우와 레시피가 된다.

테스트 과정을 매번 시행할 필요는 없다. 이미 여러 번 같은 재료로 향을 만들었다면 당연히 테스트 단계는 필요 없다. 다만 새로운 재료를 첨가하거나 사용 환경이 변한 경우는 테스트 과정을 거치는 것이 재료의 낭비와 시간을 절약한다.

테스트는 전체 과정을 생략 없이 그대로 시행할 것을 권장한다. 테스트 중 일부 과정을 생략하거나 뻔한 결과라고 여겨 건너뛰게 되면 추후 문제가 발생할 수 있으며 미리 만들어 보는 테스트의 의미를 희석시킨다.

끝으로 테스트 결과에 만족할 때까지 레시피를 계속 수정하고 보완할 것을 권장한다. 인센스의 향을 테스트하고 조정하는 과정은 주관적인 단계이므로 자신의 느낌과 경험만이 원하는 향기로 인도할 수 있다. 다소 만족스럽지 않음에도 적당히 타협하거나 재료 탓을 할 경우는 그저 그런 인센스를 만들 뿐이다.

3단계 : 혼합과 반죽

테스트와 조정 과정을 마쳤으면 본래 의도했던 인센스의 본 작업에 들어간다. 레시피에 작성된 양만큼의 인센스 재료를 반죽 또는 혼합한다. 목탄으로 태우거나 분말 형태로 향로를 이용하는 인센스는 준비된 재료를 골고루 혼합하는 것으로 작업은 마무리된다.

반죽이 필요한 경우는 물을 붓기 전에 분말을 골고루 섞어주어 한 가지 재료가 일방적으로 뭉치는 것을 방지한다. 또한 인센스의 원활한 연소를 위해서 반죽에 연소보조제를 첨가한다. 너무 잘 타는 재료로 구성이 되어있다면 연소를 지연시킬 수 있는 성분을 넣어 주고, 반대의 경우에는 잘 타도록 산화제를 첨가한다. 연소의 활성을 위해서는 산화제로 숯을, 연소지연을 위해서는 스톤 파우더나 소금을 일정량 혼합한다. 판매용 인센스 베이스는 이상적인 배합 상태로 첨삭 없이 바로 사용 가능하다. 반죽이나 향재를 혼합하는 상황은 앞서 살펴본 2단계에서 조정이 완료되어 완성된 레시피대로 계량과 첨삭을 한 상태여야 한다.

반죽은 너무 질어도 안 되고 너무 되도 안 된다. 너무 질면 여기저기 달라붙어 원하는 형태의 인센스를 만들기 어렵다. 반대로 너무 되면 뭉치기가 힘들고 갈라지게 된다. 상용 인센스 베이스는 반죽 물의 표준량이 제시되어 있어 참고하면 되지만 직접 배합한 인센스 베이스는 테스트 과정에서 이상적인 반죽 비율을 찾아야 한다.

어떠한 인센스를 만드냐에 따라 성분의 차이는 있으나 반죽은 본인이 선호하는 점도가 기준이 된다.

4단계 : 완료 작업과 보관

● 반죽을 사용하는 인센스

테스트와 조정을 거치고 혼합과 반죽까지 마쳤다면 원하는 인센스를 빚어 완성하는 작업이 남았다. 대나무 심을 사용하는 죽향의 경우는 일정량의 반죽을 대나무에 입히는 작업을 한다. 손바닥과 손가락을 적절히 이용하여 적당한 굵기를 유지하며 작업한다. 선향의 경우 추출기를 이용하여 국수를 뽑듯이 뽑아내기도 한다. 선향과 죽향 모두 서로가 달라붙지 않게 주의하며 일직선을 유지한 채 건조한다.

후연향과 뿔향은 손으로 직접 빚거나 몰드를 이용하여 만든다. 후연향의 경우 산적꽂이나 송곳을 이용하여 중심에 구멍을 뚫는다. 구멍의 깊이와 크기가 연소에 영향을 줄 수 있으니 주의하여야 한다. 구멍이 너무 작으면 연기가 위로 피어오르게 되며 너무 크면 연소가 빠르게 진행

된다. 구멍의 길이가 짧으면 반만 후연향이 되고 너무 깊으면 초기 점화와 동시에 구멍이 드러나 연기의 흐름이 좋지 않다. 향이 갈라지거나 틈이 생기게 되면 연기가 옆으로 새어 나온다.

반죽으로 빚은 초벌 인센스는 건조 과정을 거쳐 향 오일을 입히면 인센스가 완성된다. 향 오일을 입히기 전의 초벌 건조는 그늘이나 햇볕에 관계없이 통풍이 잘되는 장소에서 충분한 시간을 두고 건조한다. 향 오일이 첨가되지 않은 초벌 인센스는 건조 방법에 관계없이 기능과 사용에는 차이가 없다.

● 반죽이 필요 없는 인센스

반죽 없이 직접 훈향하는 인센스는 향 재료를 직화로 태우는 형태이거나 다른 첨가제 없이 향 재료만의 효능과 느낌을 살리는 경우이다. 예를 들어 고급 침향은 다른 재료의 혼합 없이 자체만으로 훌륭한 향이 된다. 세이지 또는 스윗글라스와 같은 재료로 만든 스머지의 경우도 반죽 없이 직화로 훈향한다.

● 인센스의 보관

인센스의 원재료는 종류별로 유리병이나 세라믹 통 등에 종류별로 담아 통풍이 잘되는 시원한 장소에 보관한다. 온도 차로 인한 내부의 습기 조절을 위해 방습제를 넣어 두면 좋다.

향 오일을 입히지 않은 인센스의 경우 충분히 건조하여 너무 습하지 않은 장소에 직사광선을 피해 보관한다. 다만 향을 첨가한 경우에는 적당한 밀폐로 향의 빠른 휘발을 방지해야 한다. 장시간 보관할 경우 향이 휘발되어 발향력이 떨어진다. 향 오일을 입혀 완성된 인센스는 되도록 3개월 이내에 사용하는 것이 좋다.

원재료를 보관할 때는 재료명, 제조일, 구입처 등의 정보를 외부에 표시하여 보관한다. 재료에 따라 발향 증가와 깊은 향을 위해 숙성이 필요한 경우가 있다. 숙성을 위해서는 초벌구이 옹기가 가장 효과적이다. 옹기는 미세한 호흡이 가능하므로 습도를 조절하여 안정적인 보관이 가능하고 깊은 향이 스며들게 하여 숙성 과정에 도움이 된다. 대부분의 경우 가장 흔한 보관 방법은 유리병에 넣고 밀봉하여 보관하는 것이다.

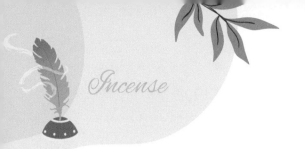

4

페이퍼 인센스의 재료

페이퍼 인센스의 조건

일반적으로 태우는 형태의 향은 막대형이나 원뿔 형태의 목재분말, 수지(樹脂) 또는 허브계열의 식물을 이용한 훈향(熏香) 형태로 모양과 색상이 정형화되어 있다. 아시아에서 주로 사용하는 향의 형태는 대부분 선향이나 죽향으로 크기와 향의 차이가 있을 뿐 모양은 비슷하다. 지금 소개하려는 종이향은 기존 형태에 비해 가장 독특한 방식으로 주재료는 종이(Paper)다. 종이를 이용하여 인센스를 만들기 위해서는 3가지 조건이 충족되어야 한다.

첫째는 종이에 불을 붙였을 때 점진적으로 타들어 가야 한다. 일반적으로 종이는 쉽게 화염이 발생한다. 종이 인세스의 기능을 하려면 화염은 발생되지 않고 종이가 일반 향처럼 타들어 가야한다.

둘째는 풍성한 연기의 발생이다. 종이는 두께가 얇고 연소가 빠르게 진행되어 연기가 잘 발생하지 않는다. 연기가 발생하지 않는다면 인센스(Incense)라기보다는 종이 디퓨저(Paper Diffuser)에 가깝다.

셋째는 종이 타는 냄새가 나지 않아야 한다. 종이 타는 냄새가 강하게 나면 인센스의 품질이 떨어진다.

이상의 조건이 만족 되어야 종이 인센스의 기능을 할 수 있다. 현재 알려진 종이 인센스로는 프랑스에서 제조하고 있는 파피에르 다르메니(Papier d'armenie)와 일본의 하코(Hako)가 있다. 프랑스의 종이 인센스는 천연 향료인 벤조인을 액화시켜 종이에 적셔 만들어진 제품이다. 프랑스에서는 4명 중 한 명이 사용해 본 적이 있을 정도로 오랜 시간 동안 일상품으로 사용되었다.

하코(Hako)는 1893년부터 아와지(Awaji) 섬에 설립된 쿤쥬도(Kunjudo)가 제조하는 나뭇잎 모양의 종이 인센스이다. 느린 속도로 연소되는 인센스용 종이를 직접 제작하며 수작업으로 제품을 생산한다.

인센스용 종이의 선택

정보기술의 발달로 하루가 다르게 급변하는 현대 사회에서도 종이의 사용은 여전하다. 박스, 신문, 잡지, 전단, 책등에 사용되는 종이로부터 포장지나 화장지 등에 활용되는 방대한 종이가 여전히 우리들의 생활을 지탱하고 있다. 이런 종이의 공통된 특징은 평탄하고 얇고 잉크가 잘 스며든다는 것이다. 또한 가볍고 가공이 쉬운 것도 중요한 특징으로 볼 수 있다. 종이의 가장 큰 장점은 평탄하고 얇고 가볍기 때문이며 다양한 용도로 사용이 가능한 이유이다.

종이의 단점은 약하다는 것이다. 종이는 쉽게 찢어지고 불에 잘 타며 물에 담그면 바로 물을 흡수하며 조직이 약해져 흐물흐물하다. 하지만 이런 종이의 약점이 오히려 다른 곳에서는 장점으로 활용되기도 한다. 담배의 종이는 불에 잘 타야하고 화장지는 물이 잘 스며들고 빨리 분해돼야 한다. 종이의 단점을 장점으로 활용하는 것이다. 우리가 단점으로 생각했던 것이 뒤집어 보면 장점이 되는 것들은 생각보다 많다. 종이 인센스도 이러한 종이의 단점을 장점으로 활용하는 방법이라고 할 수 있다.

기존의 종이 중에 인센스를 만들기 위한 최적화된 종이를 소개할 수는 없다. 향 오일과 종이 향의 용도에 따라 각기 다른 종이가 필요하기 때문이다. 각자가 많은 테스트를 통해 최적화된 종이를 찾아야 한다. 다만 공통적인 인센스 종이의 필요조건은 수분 흡수율이 높고, 비코팅의 무광이며 일반용 비도공용지이다.

종이의 분류

종이의 분류는 크게 종이의 두께, 코팅, 사용되는 용도에 따라서 세 가지로 나눈다.

첫째 두께에 따라서 종이류와 판지류로 나눌 수 있다. 판지는 두꺼운 종이를 말한다. 즉, 두 꺼운 도화지와 같은 제품이 판지류에 속하며 종이류는 판지류 외에 일반적으로 사용되는 복사 지, 전단지, 신문지 등이 종이류에 속한다.

둘째 용도에 따라 크게 신문용지류, 인쇄용지류, 정보용지류, 가정 위생용지류, 포장용지류, 산업용지류 등으로 분류할 수 있으며 분류 자체 또한 점차 세분화되고 있다.

셋째 코팅에 따라서 크게 비도공용지(Uncoated paper)와 도공용지(Coated paper)로 나눈 다. 비도공 용지는 순수한 펄프만을 이용하여 만든 종이로서 백상지, 중질지, 신문지 등이 이에 속하며 대체로 가볍고 기공이 많아 잉크 흡수력이 좋고 내쇄력이 뛰어나다.

도공 용지는 종이의 앞뒷면에 백토가루 등을 입힌 것으로 유광 아트지, 스노우화이트지, 코 트지 등을 들 수 있다. 이는 비도공용지에 비해 무거우며 표면 평활도가 우수하여 정교한 인쇄 에 적합하다. 그러나 잉크 흡수력이 떨어져 내쇄력이 약한 단점이 있다. 종이 인센스에 사용하 는 종이는 비도공용지를 사용한다. 이는 종이에 다른 물질이 포함되면 연소 시에 자극적인 냄 새로 발향을 방해하며 흡수력을 떨어트리기 때문이다. 특히 인센스용 종이로는 한지를 선호하 는데 이유는 종이 인센스를 만드는데에 가장 적합하기 때문이다.

종이의 두께		코팅 유무		용도	
종이류	판지류	도공용지 (코팅지)	비도공용지	일반용지	산업용지
복사지, 전단 지, 신문지 등	택배상자,종이 컵, 도화지 등	유광 아트지,코 트지 등	백상지, 중질지, 도화지 등	인쇄지, 화장지, 쇼핑백지	콘덴서지, 적층판원지

정리하자면 종이의 두께는 인센스의 용도에 따라 결정하면 된다. 하지만 너무 두꺼운 경우 작업의 효율성과 연소에 부담이 있다. 코팅된 도공용지는 향을 흡수하지 않아 발향력이 떨어진 다. 이상적인 페이퍼 인센스를 만들기 위해서는 많은 시행착오를 통해 종이와 향 오일의 조화 를 찾아야 한다. 다만 종이의 특성을 잘 이해한다면 시행착오를 줄일 수 있을 것이다.

인센스용 한지의 특징

한지는 우리나라의 전통지로 수작업을 통해 제작되는 수제지(手製紙)의 일종이다. 종이는 제작 방법에 따라 수제지와 기계지(機械紙)로 나눌 수 있는데 기계지는 보통 우리가 쓰는 종이를 말하며 양지(洋紙)라고 한다.

수제지인 한지의 특징은 두껍고 질기며 물에 젖어도 기계지에 비해 일정 강도를 유지한다. 한지는 주로 추운 겨울에 차가운 맑은 물로 제작된다. 차가운 물은 섬유질을 탄탄하게 죄어주어 종이가 빳빳한 감촉을 지니며 힘이 있고 질이 좋아 물에 젖어도 다시 건조하면 원래의 종이 질감이 살아난다. 이는 액체로 된 인센스 페이퍼 베이스에 종이를 담가야 하는 제조 과정의 필수적인 요소이다. 또한 한지는 닥나무의 섬유질 등 천연재료로 만들어지기 때문에 제지 공장에서 다양한 화학 변화를 주는 기계지에 비해 순수 섬유질을 주로 이용하여 화력이 강하고 타는 냄새가 덜 난다.

한지는 닥나무 섬유질의 질감을 그대로 가지고 있으며, 경제적인 이유로 제조의 변형이 있기는 하지만 한지의 전통적인 제작 방법에 따라 곱고 질기며, 마치 살아서 숨 쉬는듯한 생명감을 느낄 수 있어 대형 공장의 거대 프로세서에 의해 일률적으로 생산되는 종이에 비해 개성이 잘 살아 있다.

한지는 천연재료인 닥나무와 잿물, 황촉규(닥풀)를 사용하여 중성을 띠게 된다. 한지는 1000년 이상 보존도 가능하며 섬유의 조직 방향이 교차하고 있어 매우 질긴 성질을 갖고 있다. 또한 종이를 옆으로 찢었을 때 견디는 힘인 인열강도와 종이를 위아래로 잡아당겼을 때 버티는 힘인 인장강도가 일반 종이나 수입 종이보다 우수한 것으로 평가받고 있다.

하지만 현재 생산되는 한지는 전통방식 보다는 효율성과 경제성을 이유로 변형된 형태로 제작된다. 주재료인 닥나무 껍질은 수입산을 사용하며 닥나무의 섬유질을 부드럽게 하는 잿물은 가성소다로, 닥나무의 상피를 벗겨내고 내피를 태양광으로 표백하던 방식을 차아염소산소다로, 닥나무의 섬유질 안정제 역할을 하는 식물 뿌리인 황촉규 대신 PAM을 사용한다. 그렇다 하더라도 양지에 비해 한지가 인센스를 만들었을 때의 성능이 양지((洋紙)에 비해 우수한 편이다. 가장 이상적인 방법은 인센스용 종이를 직접 제작하는 것이지만 현실적인 어려움으로 주변에서 쉽게 구할 수 있는 가장 이상적인 종이로 한지를 선택하는 것이다.

종이 인센스의 핵심 작업

종이 인센스를 만들기 위해서는 크게 3가지의 핵심 작업이 이루어진다.

첫째는 인센스 페이퍼(Incense Paper)를 만드는 작업이다. 종이를 화염 없이 점진적으로 타며 풍성한 연기를 발생시키기 위한 작업이다. 이때 사용하는 액체가 페이퍼 베이스(Paper Base)이다. 페이퍼 베이스는 산화제와 연소 지연제 등이 함유되어 있어 종이를 느리게 점진적으로 태우며 연기를 발생시킨다.

둘째는 종이의 디자인이다. 종이 인센스를 어떠한 형태로 만들 것인가의 디자인 설계로, 향 오일의 선택, 종이 형태, 색상, 두께 등 사용할 인센스의 향과 모양에 관한 설계이다. 이는 종이 인센스의 특징으로 다양한 형태의 디자인과 기능을 담을 수 있어 실용성뿐만 아니라 공예로의 가치를 높여 준다.

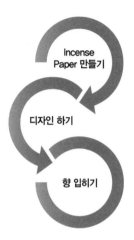

▲ 종이 인센스의 핵심 작업

셋째는 향 오일 입히기이다. 인센스를 사용하는 가장 핵심적인 요소이며 종이 인센스의 어려운 부분이다. 얇은 종이에 향을 입혀야 하기 때문이다. 향을 입히기 위해서는 크림 형태의 퍼퓸 베이스(Perfume Base)를 이용한다. 퍼퓸 베이스는 향 오일을 종이에 잘 스며들도록 하는 계면 활성 성분과 향을 지속적으로 머금게 하는 성분이 들어있다. 또한 종이에 향을 도포하기 쉽도록 접착 성분도 포함되어 있다. 퍼퓸 베이스는 향 오일 뿐만 아니라 유화나 수채화, 안료, 염료 등이 잘 섞여 글씨나 그림 등을 표현할 수 있다.

종이향(Incense Paper)의 역사

종이향으로 유명한 프랑스의 파피에르 아르메니(Papier d'Arménie)와 일본의 하코(Hako)는 모두 19세기 말부터 사용되었다.

파피에르는 종이(Paper)라는 뜻이며 아르메니아(Armenia)는 옛 소련을 구성했던 공화국 가운데 하나로 서남아시아에 있는 국가이다. 아르메니 종이라는 뜻의 이 향은 현재까지 프랑스와 이탈리아에서 생산되고 있으며 이탈라아에서는 카르타 다르메니아(Carta d'Armenia)로 판매되고 있다. 처음 종이향을 개발한 프랑스의 사업가 오귀스트 퐁소(Auguste Ponsot)는 아르메니아를 여행하는 동안 나쁜 냄새의 제거와 소독을 위해 주민들이 때죽나무(Styrax)를 태운다는 사실을 발견했다. 이 나무가 벤조인(Benzoin)을 추출하는 원목이었다. 퐁소는 주민들의 이러한 전통적이고 생태적인 관습에 매료되었다. 사업가인 퐁소는 이 향을 프랑스에 도입하기로 하였고 약사인 앙리 리비에(Henri Rivier)의 도움으로 벤조인 수지를 알코올에 녹인 다음 종이에 담그는 방식으로 종이 향을 만들었다. 이 제품은 1885년부터 천연공기 살균제와 가정용 향으로 프랑스 몽르주에서 판매하기 시작했고 인구밀도가 가장 높았던 이 지역이 위생의 중요성이 대두되면서 큰 성공을 거두었다. 오늘날의 아르메니는 아르메니아 출신의 유명한 조향사 프랜시스 쿠르크지안(Francis Kurkdjian)이 자신만의 방식으로 디자인한 레시피로 제조되었다.

하코는 잎 모양의 종이향으로 1893년 아와지섬의 향 제조업체인 카오루주도(Kunjudo)에서 제작했다. 하코(HAKO)는 잎(葉:Ha)과 향(香:Ko)의 합성어이다. 일본에서 가장 오래된 향에 대한 기록은 일본서기(日本書紀)에 기록되어 있는데 향목(香木)이 아와지섬에 흘러들었다고 한다. 이 기록으로 아와지섬이 일본 향의 발상지로 여기고 있으나 신라에서 일본으로 향의 제조법이 전해졌다는 기록이 설득력 있다.

하코는 일본식 한지인 화지(和紙)의 원료로 닥나무 섬유를 향료와 혼합한 후 수작업으로 만들어지는 것으로 알려져 있다. 화지는 닥나무를 비롯하여 삼지닥나무나 안피나무 등 나무껍질을 섬유 형태로 만들어 물에 풀어준 후 대나무 발로 걸러 만든다. 하코 종이향을 만드는 기법이나 향의 원료는 철저히 전수자에게만 비법으로 전해지고 있다.

Incense

6

레시피 작성 방법과
향료의 기능

6장은 레시피 작성 방법과 향료의 기능에 관한 내용이다.

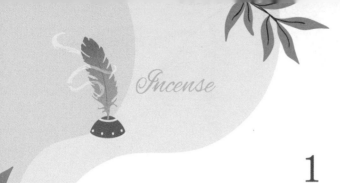

1

레시피 작성 방법

조금만 관심을 갖는다면 원하는 용도에 따라 레시피를 작성하고 주어진 여건에 맞게 자신만의 개성 있는 인센스를 만들 수 있다. 기본적인 향료에 관한 이해가 있다면 명상과 휴식 또는 집중과 창의성을 위한 레시피를 작성할 수 있으며 공간을 정화하고 건강한 생활환경을 만드는 에너지를 받을 수 있다.

다음에 소개할 레시피는 자신만의 인센스를 만들기 위한 기본적인 참고자료이다. 말 그대로 참고자료이며 공식처럼 사용하는 것은 아니다. 각자의 취향과 재료 여건에 따라 얼마든지 다르게 적용할 수 있다. 직접 향료를 가공하여 허벌 인센스로 만들 수도 있고 인센스용 분말에 향 오일을 혼합하여 죽향이나 뿔향 형태로 활용할 수도 있다. 자신의 환경과 여건에 맞도록 레시피를 작성한다.

좋은 인센스를 만들기 위해서는 향료와 향의 조화를 레시피에 담을 수 있어야 한다. 향료와 향 오일의 적절한 배분과 훈향할 장소와 목적에 따른 응용도 필요하다.

보통의 레시피에는 베이스 노트 성분이 한 개 이상 들어간다. 그런 다음 여러 개의 탑 노트와 미들 노트가 결합된다. 조화로운 향 노트의 결합은 깊고 풍부한 향과 에너지를 전달한다. 향료와 향 노트의 조합은 공식처럼 정해진 규칙은 없다. 각 그룹을 실험하면서 가장 이상적인 조합을 찾아 무수한 시행착오를 거쳐야 한다. 인센스는 누구나 만들 수는 있지만 만족하게 만들기는 쉽지 않다. 계속 만들어보고, 시험해보고, 수정하는 방법이 최선이다.

용어 정리

- **탑 노트(Top notes)**
처음으로 냄새를 맡는 향이다. 향이 가볍고 달콤하며 강한 향이 나며 공기 중으로 매우 빠르게 확산된다.
- **미들 노트(Middle notes : Heart notes)**
미들 노트는 좀 더 천천히 공기 중으로 확산된다. 미들 노트는 레시피 전체의 중심 향이 되며 향의 깊이를 느끼고 충만한 느낌을 갖게 한다.
- **베이스 노트(Base notes)**
가장 오래 지속되는 향이며 가장 고정된 향이다. 대부분의 베이스 노트 성분은 전체 성분을 하나로 결합하거나 고정한다는 의미에서 베이스 노트 즉 고정제이다.
- **정서적 속성 레시피**
인간에 내재한 감정과 정서에 근거한 레시피이다.
- **계절적 속성 레시피**
자연과 인간의 조화와 리듬의 레시피이다.
- **자연과 인간의 요소 레시피**
자연과 인간의 기질과 특성의 레시피이다.
- **인간과 우주의 기운 레시피**
별자리와 행성의 기운을 이어주는 레시피이다.

정서적 속성의 레시피

인간의 정서적 특성을 위한 레시피 노트이다. 재료 목록에서 두 개 이상의 재료를 선택하여 자신만의 레시피를 만들거나 취향에 따라 변경할 수 있다. 향 재료 이름을 영문으로 표기한 것은 한글로 작성했을 경우, 명칭의 혼란을 막기 위해서다. 산화방식의 인센스는 휘발방식의 향오일과는 다른 성격의 레시피가 작성 된다. 그러므로 기존의 아로마 향과는 레시피가 다르게 느껴질 것이다.

정서적 속성	베이스 노트	미들 노트	탑 노트
	Base notes	Middle notes	Top notes
행복 행복 향 성분은 전통적으로 정서적 향상을 위해 사용된다. 가볍고 고운 향기는 행복한 기분에 영향을 미친다.	Aloeswood Dammar Myrrh	Catnip Lavender Lemon Balm	Cardamom Marjoram Saffron
창의력 창의력 향 성분은 전통적으로 우리가 틀에 박힌 정신적 패턴을 벗어나 새로운 방식으로 생각하고 창의적인 해결책을 제시하거나 예술적 표현을 고취하는데 사용한다. 정신적 영감이 필요할 때 유용하다. 창의적인 성분은 우리가 갇힌 정신적, 정서적 과정을 열어주고 새로운 관점과 새로운 행동 과정을 만드는데 도움을 준다.	Aloeswood Benzoin Cinnamon Copal–Gold Copal–White Elemi Frankincense Labdanum Opoponax Tolu Balsam Tonka Beans	Catnip Ginger Hops Sage–Desert	Star Anise
수면 수면을 위한 특정 향 성분은 전통적으로 편안한 수면의 깊이와 질을 향상시키는 데 사용되었다. 수면을 위한 천연 향료는 심신을 이완시키는 것으로 밝혀졌다. 수면성분은 적절한 수면 패턴의 회복을 지원하는데 사용된다.	Benzoin Galbanum Guggul Musk Seed Myrrh Patchouli Sandalwood Spikenard Storax Tolu Balsam Valerian	Basil Chamomile Lavender Lemongrass Mugwort Sandarac	Marjoram Rosemary Star Anise Thyme
편안함 & 휴식 편안함과 휴식의 성분은 전통적으로 사용하던 훈향 요법이다. 스트레스를 줄이고 긴장을 풀어주고 심신의 피로를 진정시키는 데 도움이 된다. 향연(香煙)으로 하루의 걱정을 날려버리고 떠오르는 근심을 누그러뜨려 즐거움을 누릴 수 있는 공간을 제공하는데 사용된다.	Aloeswood Benzoin Borneol Camphor Copal–Black Copal–Gold Copal–White Galbanum Guggul Labdanum Musk Seed Myrrh Oakmoss Patchouli Sandalwood Spikenard Star Anise Storax Tolu Balsam Vanilla Vetiver	Chamomile Cumin Lavender Lemon Balm Lemongrass Mugwort Rose Sandarac Sweetgrass	Coriander Marjoram

사랑	Aloeswood	Basil	Cardamom
사랑의 향 성분은 마법 같은 사랑의 힘을 기원하고 사랑의 감정을 향상시키기 위해 수천 년 동안 사용해오던 전통적인 향기 요법이다. 사랑의 향기는 관계를 향상시키고 사랑하는 사람에게 도움이 되는 분위기를 제공한다.	Cedarwood Civet Copal-Black Copal-Gold Copal-White Dragon's Blood Labdanum Mastic Sandalwood Spikenard Storax Tonka Beans Vanilla Vetiver	Catnip Chamomile Cinnamon Cloves Geranium Ginger Iris root Lavender Lemon Balm Lotus Rose Tuberose Ylang ylang	Coriander Dill Frangipani Hibiscus Lemon Peel Lime Peel Marjoram Mimosa Orange Peel Peppermint Plumeria Rosemary Saffron Thyme
관능(官能)	Aloeswood	Catnip	Cardamom
나만의 감각적인 향 레시피를 만들어 분위기를 띄워보자. "관능"이라는 단어는 감각을 깨우는 것이다. 후각은 생각보다 매혹적이고 원초적이다.	Ambergris Civet Copal-Black Guggul Labdanum Musk Musk Seed Myrrh Patchouli Sandalwood Spikenard Storax Vanilla Vetiver	Cinnamon Ginger Iris root Lemongrass Rose Tuberose	Coriander Hibiscus Nutmeg Parsley Peppermint Rosemary Saffron Star Anise
정화	Aloeswood	Basil	Anise
• 정서적 정화: 분노, 우울증, 불안 등과 같은 부정적인 감정을 정화한다. • 에너지 정화: 사람에게 받는 좋지 않은 기운, 현재의 부정적인 에너지, '나쁜 분위기'를 정화하고 새로운 긍정적인 에너지를 촉진한다. • 공기정화: 천연 항균, 항 바이러스 등의 건강에 해로운 미생물을 정화하여 말 그대로 공기를 정화한다.	Amber Borneol Camphor Burgundy Pitch Cedarwood Copal-Black Copal-Gold Copal-White Dammar Dragon's Blood Elemi Frankincense Guggul Juniper Wood Labdanum Mastic Musk Seed Myrrh Opoponax Patchouli	Calamus Chamomile Cinnamon Colophony Pine Ginger Hyssop Iris root Juniper Berries Juniper Tips Lavender Mugwort Palo Santo Pine Resin Rhubarb Saffron Sage-Desert Sweetgrass Turmeric	Cardamom Fennel Galangal Hibiscus Lemon Peel Lemon Verbena Lime Peel Parsley Peppermint Pine Needles Rosemary Thyme

	Sage–White Sandalwood Sandalwood–Red Spikenard Spruce Tobacco Valerian		
기도 타인의 도움을 위해기도 하고자 할 때 사용하는 향을 만든다. 기도의 향의 에너지는 사랑, 연민, 치유 및 격려를 나눌 수 있도록 도와준다.	Aloeswood Copal–White Dammar Elemi Frankincense Galbanum Mastic Myrrh Sandarac Spikenard Stacte Storax	Borneol Camphor Iris root Rose	Anise Bay Laurel Hibiscus Orange Peel
명상 & 집중 이 향의 성분은 전통적으로 명상, 집중 및 묵상을 도와주거나 향상 시키는 데 사용된다. 이 향은 자유롭게 흐르는 에너지의 상호 연결을 도와준다. 이러한 성분은 영적 교감, 좋은 에너지 및 건강을 지원함으로써 보다 깊은 정신세계를 경험하는 데 도움이 된다. 또한 성공과도 관련이 있어 향 레시피에 신비로운 요소가 더해져 영적인 힘을 실어주는 데 도움이 된다.	Aloeswood Benzoin Cassia Copal–Black Copal–Gold Dragon's Blood Elemi Frankincense Galbanum Guggul Labdanum Mastic Myrrh Sage–White Sandalwood Tolu Balsam	Cinnamon Gardenia Jasmine Pine Resin Rose	Pine Needles
강화 강화 향 성분은 전통적으로 우리를 정서적으로나 육체적으로 강화하는 데 사용된다.	Aloeswood Burgundy Pitch Cedarwood Dammar Dragon's Blood Elemi Frankincense Guggul Juniper Wood Labdanum Myrrh Opoponax Patchouli Sandalwood	Basil Calamus Cinnamon Cloves Colophony Pine Galangal Ginger Iris root Juniper Berries Juniper Tips Lemon Balm Mugwort Palo Santo Rose	Bay Laurel Cardamom Coriander Eucalyptus Hibiscus Nutmeg Pine Needles Rosemary Saffron Thyme

	Spikenard	Sage–Desert	
	Spruce	Sandarac	
	Storax	Turmeric	
	Vanilla		
	Vetiver		

계절적 속성의 레시피

계절에 따라 자연의 리듬과 조화를 이루는 향 레시피를 만들 수 있다. 인간은 오랫동안 농작물 수확, 달의 주기, 절기 등을 기념일과 행사로 계절의 변화를 기념해 왔다. 축제를 하고 향을 피우고 다 같이 모여 계절의 변화를 맞이했다.

오늘날의 현대화 사회에서는 계절의 변화가 둔화됐다. 계절 음식을 일 년 내내 먹을 수 있고, 행사와 기념이 넘쳐나고, 심지어 추위와 더위도 계절에 상관없이 경험하고 있다. 전 세계의 많은 사람들은 자연의 리듬을 잃고 살아가고 있다. 향과 음식은 현지에서 나오는 제철 재료를 사용하게 되면 자연의 균형을 회복하는데 도움이 된다.

| 계절적 속성 | 베이스 노트 | 미들 노트 | 탑 노트 |
	Base notes	Middle notes	Top notes
봄 봄은 탄생, 재생 및 젊어짐의 에너지이다. 봄의 재료는 향 레시피에 생명과 에너지를 불어넣는데 도움이 된다.	Dammar Elemi Frankincense Mastic Sage – Desert Sage – White Sandalwood Sandalwood – Red Spikenard Storax Tonka Beans	Iris Root Lavender Lemon Balm Lemongrass Melissa Mugwort Palo Santo Rhubarb Rose Sandarac Sweetgrass	Star Anise Bay Laurel Cardamom Coriander Hibiscus Laurel Thyme

여름			
여름은 성장, 힘, 강인함의 에너지이다. 여름 재료는 향 레시피에 활력을 제공한다.	Amber Benzoin Balsam of Tolu Cassia Cedarwood Copal – Gold Copal – White Frankincense Juniper Wood Labdanum Myrrh Opoponax Sage – Desert Sage – White Sandalwood Tolu Balsam Valerian Root Vanilla	Basil Calamus Catnip Chamomile Cinnamon Clove Galangal Ginger Hyssop Juniper Berries Juniper Tips Lavender Mugwort Palo Santo Rose Saffron Sweetgrass Turmeric	Eucalyptus Marjoram Nutmeg Rosemary Thyme
가을			
가을은 변화의 시기다. 잎이 땅으로 돌아가고 풀은 축적한 영양분을 토양으로 되돌린다. 우리의 에너지도 저장, 재배, 변형되기 위해 내부로 돌아간다. 가을의 재료는 이러한 에너지 흐름의 변화와 조화를 이루며 영양과 보호에 사용된다.	Copal – Black Dragon's Blood Galbanum Guggul Labdanum Musk Seeds Oakmoss Patchouli Sandalwood – Red Storax Vetiver	Pine Resin Hyssop Sandarac	Pine Needles
겨울			
겨울은 에너지가 쉬고 조용해지는 시간이다. 겨울과 관련된 성분은 숙고에 도움이 되며 에너지를 배양하고 안정을 도모하면서 자신을 중심에 두고 진정시키는데 사용된다. 겨울 향 성분은 에너지를 강화하는데 도움이 된다.	Aloeswood Burgundy Pitch Copal – Black Galbanum Guggul Myrrh Oakmoss Opoponax Patchouli Spruce Vetiver	Borneol Camphor	Pine Needles

자연과 인간의 요소 레시피

자연과 인간을 구성하고 있는 요소를 위한 레시피다. 흙은 단단하고 강인한 요소, 물은 부드럽고 유연한 요소, 불은 따스하고 정열적인 요소, 공기는 자유롭고 거침없는 성질이다.

| 요소적 속성 | 베이스 노트 | 미들 노트 | 탑 노트 |
	Base notes	Middle notes	Top notes
흙 집중력과 성장의 에너지로 안정성, 사업 성공, 취업, 출산율 향상을 위한 강화 에너지로 사용된다. 흙은 단단한 성질로 인간의 육체와 자연의 에너지를 안정화 시키는데 도움이 된다.	Amber Oakmoss Patchouli Vetive	Primrose Honey Suckle Magnolia Mugwort Yohimbe	Cypress Narcissus
물 물의 성분은 치유, 정화, 감정의 에너지로 연민, 우정, 사랑, 평화, 화해, 진정, 꿈과 수면을 위한 강화 에너지로 사용된다. 물은 부드러운 성분으로 레시피에서 에너지를 부드럽게 병합하는데 도움이 된다.	Aloeswood Borneol Camphor Galbanum Guggul Musk Seed Myrrh Opoponax Sandalwood Tonka Bean Valerian Vanilla	Galbanum Guggul Musk Seed Myrrh Opoponax Sandalwood Tonka Bean Valerian Vanilla Calamus Catnip Chamomile Coconut Elemi Frangipani Iris Root Lotus Plumeria Rhubarb Rose Sandarac Storax Sweetgrass Ylang-ylang Turmeric	Cardamom Coconut Eucalyptus Gardenia Hibiscus Lemon Peel Spearmint Sweet Pea Thyme
불 불의 요소는 정화, 힘, 상상력의 에너지로 체력, 용기, 보호, 의지력, 힘을 강화하는 에너지로 사용된다. 불은 따듯함을 상징하는 재료로 모든 것을 강화하는데 도움이 된다.	Asafoetida Cassia Red Cedar Copal-Black Copal-Gold Copal-White Dragon's Blood Frankincense Juniper Labdanum Spikenard Tobacco	Basil Cinnamon Clove Galangal Ginger Hyssop Rose Geranium Saffron Turmeric	Allspice Bay Laurel Coriander Lime Peel Nutmeg Orange Peppermint Rosemary

1 · 레시피 작성 방법 | 127

공기 공기는 이동, 정보 및 의사소통의 자유로운 흐름의 에너지이므로 가르침, 웅변, 여행, 영적 수행 및 지혜와 같은 것들에 대한 강화 에너지로 사용된다. 공기 성분 성분은 부드러운 바람처럼 레시피가 자유롭게 흐르도록 도와준다.	Benzoin Burgundy Pitch Dammar Mastic Sage-Desert Sage-White Sandalwood-Red Spruce Tolu Balsam	Lavender Lemon Balm Lemongrass Lemon Verbena Palo Santo Pine Resin	Anise Bay Laurel Bergamot Marjoram Peppermint Pine Needles Star Anise

인간과 우주의 기운 레시피

별자리와 행성의 기운을 이어주는 레시피이다. 별자리는 하늘의 별들을 물체나 생물의 형태로 상상하여 무리지어 나눈 것으로, 생일을 기준으로 하여 자신의 운세를 점치기도 한다. 과거에는 항해자들의 GPS가 되어 주었으며 현재는 인공위성을 추적할 때와 천문학자들이 특정한 별을 찾을 때 유용한 기준이 된다. 과거에서 현재에 이르기까지 우주의 별들과 인간은 긴밀한 관계에 있으며 하나의 기운으로 이어진다.

별자리(행성) 속성	베이스 노트 Base notes	미들 노트 Middle notes	탑 노트 Top notes
양자리(화성) 힘, 용기, 공격성, 성욕, 치유 및 보호의 에너지인 화성에 의한 영향력. 양자리 재료는 강인함과 강력함.	Cassia Cedarwood Copal-Black Copal-Gold Copal-White Dragon's Blood Frankincense Juniper Sandalwood Turmeric	Clove Cinnamon Galangal	Allspice Black Pepper Coriander Peppermint Pine Needles Colophony Pine Resin Thyme
황소자리(금성) 인내심, 평온함, 공정함, 결단력, 연민, 관능의 에너지. 황소자리 향 성분은 편안함, 평화, 안정 및 사랑.	Amber Guggul Musk Seed Myrrh Oakmoss Patchouli Sandalwood Spikenard Storax Tonka Beans Valerian Vanilla	Chamomile Iris Rose Saffron Plumeria	Cardamom Thyme

쌍둥이자리(수성) 지혜, 지성, 통찰, 연구 및 의사소통의 에너지.	Galbanum Mastic Red Sandalwood	Dammar Lavender Lemongrass Palo Santo	Anise Bay Laurel Coriander Nutmeg Mace Parsley Peppermint
게자리(달) 치유의 에너지, 영성, 수면, 꿈, 사랑, 평화 및 연민	Guggul Labdanum Myrrh Opoponax Sandalwood	Calamus Chamomile Elemi Jasmine Lemon Balm Lotus Rose Sandarac Violet	Bay Laurel Eucalyptus Hibiscus Lemon Peel
사자자리(태양) 열정과 치유, 보호 및 자신감의 에너지.	Benzoin Cassia Cedarwood Copal–Black Copal–Gold Copal–White Frankincense Juniper Wood Musk Sandalwood Tolu Balsam	Cinnamon Elemi Ginger Juniper Berries Juniper Tips Saffron Storax Turmeric	Bay Laurel Galangal Nutmeg Orange Peel Rosemary
처녀자리(수성) 힘과 안정, 지혜, 웅변, 건강, 봉사의 에너지.	Aloeswood Elemi Frankincense Guggul Myrrh Opoponax Palo Santo Wood Patchouli Red Sandalwood Storax	Lavender Sage(Desert)	Bergamot Nutmeg Peppermint
천칭자리(금성) 사랑, 행운, 우정 및 연민	Labdanum Opoponax Sandalwood Tonka Beans Vanilla	Catnip Chamomile Mugwort Plumeria Rose Saffron Sweetgrass	Coriander Marjoram Thyme

전갈자리(화성, 명왕성) 용기의 에너지, 체력, 치유 및 성 에너지. 전갈자리 레시피는 마음 깊은 곳의 에너지를 끌어내어 강력하며 성적인 매력에 흠뻑 빠진다.	Agarwood Asafoetida Copal – Black Dragon's Blood Galangal Guggul Labdanum Myrrh Musk Seed Opoponax Spruce Tobacco Vanilla	Allspice Basil Clove Ginger Cumin Pine Rhubarb Turmeric Woodruff	Coriander Nutmeg Peppermint Wormwood
궁수자리(목성) 보호, 돈, 영적 인식의 에너지	Cassia Cedarwood Copal–Black Copal–Gold Copal–White Dragon's Blood Frankincense Juniper Wood Sage–Desert Sage–White Spikenard	Cinnamon Clove Galangal Ginger Hyssop Juniper Berries Juniper Tips Rose	Anise Bay Laurel Coriander Nutmeg Orange Peel Star Anise
염소자리(토성) 보호, 정화	Mugwort,Oakmoss Opoponax, Patchouli Valerian, Vetiver	Desert Sage	
물병자리(토성&천왕성) 보호, 정화, 지식, 비전 및 영성의 에너지. 물병자리 성분은 변화와 재생에 영감을 준다.	Benzoin Burgundy Pitch Guggul Mastic Myrrh Tolu Balsam Patchouli	Lavender Dammar Palo Santo	Nutmeg Peppermint Pine Needles Colophony Pine Resin
물고기자리(목성&해왕성) 이해, 창의성, 통찰, 인식, 관능, 영성 및 명상의 에너지	Galbanum Opoponax Musk Seeds Sage–Desert Sage–White Sandalwood Spikenard Storax	Borneol Camphor Calamus Catnip Clove Iris Root Lemon Balm	Anise Eucalyptus Lemon Peel Nutmeg Star Anise

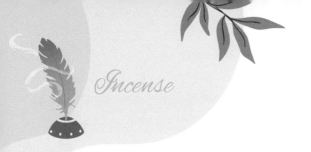

2

주요 향료의 용도와 활용

모든 허브 식물을 인센스로 활용할 수 있는 것은 아니다. 인센스로 만들어 태웠을 때 고유의 향과 효능이 나타나야 한다. 다음에 설명하는 향료는 인센스로 사용이 가능하고 비교적 쉽게 구할 수 있는 품목을 정리한 것이다. 가정에서 요리에 활용하고 있거나 한 번쯤 들어본 듯한 재료들이다. 주로 인센스에 활용되는 향료를 정리하였다.

직접 향재를 가공하여 인센스를 만드는 작업은 성취감과 기쁨을 준다. 하지만 바쁜 일상에서 일일이 재료를 구해서 말리고, 씻고, 갈고, 빻는 일은 쉽지 않다. 여기에 소개되는 식물은 온라인이나 시장에서 쉽게 구할 수 있어 가공시간을 절약해주는 품목이다. 일부 품목은 앞장에서 소개하였으나 인센스의 활용에 초점을 맞춰 다시 정리하였다.

다음에 소개하는 향료는 의학적이나 과학적으로 검증된 내용이 아니다. 단순히 참고자료로 활용하기를 바란다. 절대 의사의 처방 없이 치료용으로 사용하거나 유사의료 행위로 활용해서는 안 된다. 인센스를 통해 좋은 에너지를 받으려는 목적이지 의술이나 치료제로 활용하려는 것은 아니다. 마음의 평화를 찾고 명상에 활용하며 생활에 작은 행복과 기쁨을 찾을 수 있다면 인센스를 십분 활용한 것이다. 의술 흉내를 내고 주술적인 행위로 사용 목적을 왜곡해서는 안 될 것이다.

용어 정리

- **개요** : 소개하는 향료의 대략적인 설명이다.
- **식물계통** : 식물의 종, 속, 과, 목을 설명한다.
- **정서적 속성** : 향료를 훈향할 때 예상되는 정서적 속성이다.
- **사용 용도** : 주로 사용하거나 활용되는 용도를 밝힌 것이다.
- **요리 용도** : 먹을 수 있거나 요리용으로 사용되는 부분의 설명이다.
- **이용 부분** : 인센스로의 활용 부분이다. 잎, 줄기, 뿌리, 열매, 심재(心材), 꽃, 수액 등
- **아로마 성질** : 향의 성질이다. 향에서 풍기는 속성, 느낌, 기운, 맛, 이미지 등.
- **4대 요소** : 자연과 인간의 구성요소를 흙, 물, 불, 공기의 4대 요소로 분류한 것이다.
- **기원 요소** : 기도를 하거나 염원을 위한 요소이다.
- **별자리 요소** : 별자리를 통해 인간의 내면과 연결되는 향의 기운이다.
- **행성 요소** : 행성을 통해 연결되는 향의 기운이다.
- **계절 요소** : 인간과 자연의 흐름과 기(氣)를 이어주는 분류이다.
- **아로마 노트** : 식물이 가지고 있는 발향력을 분류한다.
- **에센셜 오일** : 식물에서 추출할 수 있는 에센스 오일을 설명한다.
- **어울리는 배합** : 소개하는 식물에 잘 어울리는 다른 식물을 정리한 것이다.

아가우드/알로즈우드(Agarwood/Aloeswood)

개요 : 아가우드, 알로즈우드, 이글우드 등 여러 이름으로 불리며 인센스, 향수, 작은 조각품에 사용되는 향기로운 짙은 수지의 목재다. 아쿠알라(Aquilaria) 나무의 중심부에 상처나 해충에 의해 특정 곰팡이인 피아로포라(Phialophora parasitica)에 감염되면 침향(沈香:Agar)이 형성된다. 감염되기 전의 심재(心材)는 냄새가 없고, 비교적 가볍고 옅은 색상이지만 감염이 진행되면서 나무는 알로(Aloe)[34], 또는 아가르(Agar)[35]라고 불리는 짙은 방향성의 수지를 생산하게 된다. 아가우드는 외부의 감염 공격에 대응하여 매우 조밀하고 어두운 수지로 된 심재로 변화한다. 수지가 심재에 단단히 박힌 목재는 독특한 향기로 인도-동남아 문화권에서 중시되고 있으

---

[34] 흔히 쓴 알로에(Bitter Aloe)라고 알려진 다육식물인 알로에 페록스(Aloe ferox)와 혼동하지 말 것.
[35] 조류에서 추출한 한천(Agar)과 혼동하지 말 것.

며 향과 향수로 사용된다. 이 이름은 산스크리트어 '구루(Aguru)'에서 형성된 기원을 가진 것으로 여겨진다. 아가우드의 품질은 수종, 지리적 위치, 감염 후 존속 기간, 수확 및 가공 방법에 따라 영향을 받는다.

- **식물계통** : 티멜라에과(Thymelaeaceae)
- **동의어** : Agarwood, aloes, eaglewood, lignin aloes, jinko, jinkoh, agallochum, oud, ood, chuwar, kyara
- **원산지** : 베트남, 말레이시아, 인도네시아, 인도, 중국, 라오스, 캄보디아
- **이용 부분** : 심재(heartwood), 뿌리
- **아로마 성질** : 풍부함, 우디(woody), 달콤함, 신맛, 매운맛, 꽃, 발사믹, 시원함, 우아함 등 다양한 유형.
- **정서적 속성** : 명상, 기도, 휴식, 정화, 창의성, 안정, 집중
- **사용 용도** : 향수, 아로마 테라피
- **요리 용도** : 말레이시아와 인도에서 카레 맛을 내기 위해 사용
- **약효** : 정신 질환 치료, 경련, 열, 소화기 및 호흡기 질환
- **4대 요소** : 물
- **기원 요소** : 영성, 치유, 보호, 꿈
- **별자리 요소** : 전갈자리
- **행성 요소** : 태양
- **계절 요소** : 겨울
- **아로마 노트** : 베이스 노트
- **에센셜 오일** : 증류법과 탄소(CO_2) 추출법을 사용한다. 에센셜 오일을 사용할 수 있지만 매우 비싸고 종종 오염이 되기도 한다. 2007년 세계자연보전연맹(IUCN) 멸종위기종 적색 목록에는 현재 아가우드가 포함되어 있다. 매년 수종과 원산지에 따라 허용 가능한 국제 무역 쿼터가 있다. 재배지 농장 추천 또는 평판이 좋은 인증 오일 공급 업체를 사용하는 것이 좋다.

> • **어울리는 배합** : 벤조인, 보르네올캠퍼스, 카시아, 계피, 클로브, 라벤더, 사향씨, 대황,
> 장미, 샤프란, 샌달우드, 스파이케나드, 스타 아니스, 베티버, 강황 등

계피(Ceylon Cinnamon)

개요 : 실론 시나몬(Ceylon Cinnamon)은 계피로 잘 알려져 있다. 계피나무는 잎이 많은 덤불처럼 자라며 보통 높이가 약 3미터에 이른다. 식수 후 3년이면 처음으로 수확되고 40~50년 동안 계속해서 계피를 생산한다. 보통 직경 1.5~5cm의 작은 가지를 나무에서 베어 사용한다. 나뭇가지, 잎, 열매를 으깨어 값싼 부산물인 계피 오일을 만든다. 나뭇가지의 안쪽 껍질을 놋쇠 막대로 문지른 다음 칼로 속껍질을 자르고 가능한 한 손상되지 않은 상태로 벗겨낸다. 계피로 가득 찬 원통형의 '퀼밀리(quills)'가 잘게 깨진 조각보다 더 가치가 있다. 이 계피는 며칠 동안 그늘과 빛이 없는 곳에서 건조되어 우리가 흔히 보는 둥근 막대처럼 말아진 계피가 된다. 이 모든 작업은 숙련된 작업자가 수작업으로 수행한다. 이 과정이 계피 향신료를 생산하는데 가장 비싼 부분이다. 마지막으로 말린 나무껍질을 막대 형태로 자르거나 분말로 갈아서 소비자에게 판매한다.

계피는 중요한 세계 향신료로서 후추와 함께 초기 유럽 문명의 식민지 확장에 큰 역할을 했다. 네덜란드, 영국, 포르투갈은 모두 계피 시장을 독점하기 위해 스리랑카를 침공하면서 계피와 후추를 위해 서로 싸웠다.

> • **식물계통** : 로라과(Lauraceae)
> • **동의어** : 국가나 지역마다 다른 이름을 가지고 있다.
> • **원산지** : 인도 남부, 스리랑카
> • **이용 부분** : 껍질
> • **아로마 성질** : 따뜻하고, 맵고, 달콤하다. 계수나무보다 좀 더 소박하다.
> • **정서적 속성** : 따뜻함, 강화, 사랑, 감각적, 정화, 창의적
> • **사용 용도** : 향수, 아로마테라피, 구강 위생 제품 및 기타 화장품에 사용

- **요리 용도** : 계피분말은 아이스크림, 사탕, 카레, 케이크, 디저트, 쿠키, 빵 등의 맛을 내는 데 사용된다. 계피스틱은 카푸치노와 멀드 와인(mulled wine)과 같은 뜨거운 음료의 맛을 내는 데 사용된다. 잎은 자메이카 등지에서 돼지고기 등의 맛을 내기 위해 사용한다. 우리나라에서는 수정과의 주재료이며 떡 등 다향한 용도로 사용된다.
- **약효** : 설사, 감기, 인플루엔자, 메스꺼움, 위장 장애, 칸디다, 관절염, 류머티즘 등을 치료하는데 사용되어 왔다.
- **4대 요소** : 불
- **기원 요소** : 치유, 보호, 인식, 번영, 영성
- **별자리 요소** : 양자리, 사자자리, 궁수자리
- **행성 요소** : 태양
- **계절 요소** : 여름
- **아로마 노트** : 미들 노트
- **에센셜 오일** : 증류법으로 잎과 나무껍질로 추출.
- **주의** : 임산부는 사용을 금지한다. 또한 민감한 사람들에게 자극이 될 수 있다.
- **어울리는 배합** : 알로스우드, 벤조인, 보르네올 캠포르, 칼하무스, 카시아, 클로브, 후렌치, 갈랑갈, 갈바넘, 홍채뿌리(Iris root), 사향씨, 육두구, 오포낙스, 대황, 샤프란, 샌달우드, 스파이케나드, 스타아니즈, 스토랙스, 톨루 발삼, 바닐라 등

장미 꽃잎(Rose Petals)

개요 : 전 세계에 약 150종의 장미가 있다. 장미과의 관목과 그 꽃의 재배는 고대 그리스, 로마 및 페르시아까지 수천 년 전으로 거슬러 올라간다. 수피족(Sufi)[36]에게 장미는 '신의 사랑'의 상징이었고 경건한 모든 것과 신비로운 결합을 이루는 데 사용되었다.

에센셜 오일로 가장 인기 있는 것은 불가리아에서 주로 재배 및 증류되는 다마스크 로즈(Damask Rose) 또는 로사 다마세나(Rosa Damascena)이다.

---

[36] 이슬람 신비주의로 수피족은 금욕주의 특히 기도 후에 행해지는 신을 기억하는 관습인 디크르(Dhikr)에 대한 애착이 특징이다.

장미의 향기는 오랫동안 시인과 연인에게 영감을 주었고 그리스 시인 사포(Sappho)는 기원전 600년에 '꽃의 여왕'이라는 이름을 붙였다.

훈향을 할 때는 장미 봉우리의 꽁지를 잘라낸 후 조심스럽게 꽃잎을 부수어 사용한다.

- **식물계통** : 장미과(Rosaceae)
- **동의어** : 국가나 지역마다 다른 이름을 가지고 있다.
- **원산지** : 북부 온대 지역
- **이용 부분** : 말린 꽃잎
- **아로마 성질** : 따뜻함, 꽃, 약간 맵고, 진함.
- **정서적 속성** : 감각적, 사랑, 강화, 편안함, 명상, 기도.
- **사용 용도** : 향수, 아로마테라피, 스킨, 크림, 로션, 맛사지 오일 등의 피부 젊어짐과 힐링 요소로 사용된다.
- **요리 용도** : 꽃잎은 샐러드와 차에 첨가된다. 꽃잎은 또한 결정화되어 잼, 젤리, 시럽에 첨가된다.
- **약효** : 비타민이 풍부한 수렴성 강장제, 감기, 세균 감염, 위염, 설사, 아유르베다 의학[37]에서 순환 울혈, 인후염, 구강 염증 및 월경, 불만을 치료하는 데 사용된다. 또한 우울증과 무기력 등을 완화하는 데 사용된다.
- **4대 요소** : 물
- **기원 요소** : 영성, 치유, 인식, 보호, 꿈, 행운
- **별자리 요소** : 타우루스, 게자리, 천칭자리, 궁수자리
- **행성 요소** : 달, 금성
- **계절 요소** : 봄, 여름
- **아로마 노트** : 미들 노트
- **에센셜 오일** : 많은 종류의 장미가 증류법으로 추출된다. 에센스 오일의 추출 후 수용 용기에

---

[37] 아유르베다 의학(Ayurvedic medicine) 줄여서 "아유르베다(Ayurveda)")는 세계에서 가장 오래된 전체적인 전신(whole-body) 치유 시스템 중 하나이다. 3,000년 이상 전에 인도에서 개발되었다.

남은 물은 로즈 워터(Rose Water)로 판매되며 화장품 제조 등에 널리 사용되고 있다. 스팀 증류된 에센셜 오일과 용제 추출, 압착 축출과 앱솔루트도 만들어진다.

- **어울리는 배합 :** 알로스우드, 벤조인, 칼라무스, 카르다맘, 캣닙, 카모마일, 정향, 담마, 프랑켄스, 갈바넘, 구굴, 아이리스루트, 랩다넘, 라벤더, 사향씨, 머스크씨, 몰약, 뉴트맥스, 오포낙스, 사포낙스, 샌달우드, 육두구, 오크모스, 패츌리, 샤프란, 백단향, 산다락, 스타 아니스, 스토락스 등

쑥(Mugwort)

개요 : 쑥은 다년생 약초이다. 쑥잎은 오래전부터 약용과 곤충 퇴치용으로 소중히 여겨져 왔다. 고대 로마인들은 샌들을 쑥잎으로 채웠는데 아픈 발을 진정시키는 것으로 알려져 있다.

아시아와 유럽의 주술 식물로 사용되는 쑥은 한여름에 허리띠로 엮어 착용하고 있다가 나중에 그 사람의 액운과 고통을 쑥에 담아 불에 태워졌다. 악령을 쫓아내는 데 사용된 드루이드(Druid)는 고대의 켈트 문화 고위층의 구성원이었다. 종교 지도자로 가장 잘 기억되는 그들은 법률 당국, 판사, 지식인, 의료 전문가 및 정치 고문이었다. 드루이드는 글을 쓸 줄 아는 것으로 보고되었지만 교리에 의해 지식을 서면으로 기록하는 것이 금지되어 그들에 대한 기록을 남기지 않았다. 그들은 로마인과 그리스인과 같은 다른 문화의 동시대 사람들에 의해 증명되고 있다.

쑥은 '약초의 어머니'로도 알려져 있으며 앵글로색슨족의 주술과 다산 의식과 관련이 있었다. 쑥은 옛것을 놓아주는 상징으로, 하지에 향으로 태웠다.

서양에서 일반적인 이름인 머그윗(Mugwort)은 정신 기능을 향상시키는 것으로 여겨졌기 때문에 "마음의 보호자"를 의미하는 독일어 베르무트(Wermut)에서 유래했다.

- **식물계통 :** 아스테라과(Asteraceae)
- **동의어 :** wormwood, felon herb, Chinese moxa, midge plant, Bollan bane
- **원산지 :** 북부 온대 지역
- **이용 부분 :** 말린 잎

- **아로마 성질** : 건조, 목재, 녹색, 풀느낌, 가죽 느낌
- **정서적 속성** : 따뜻함, 이완, 수면, 강화, 정화
- **사용 용도** : 향료, 아로마테라피
- **요리 용도** : 동북아시아에서 떡과 만두에 첨가하고 색을 내기 위해 사용한다. 차에도 사용된다. 유럽에서 쑥은 뱀장어, 잉어, 거위, 오리, 돼지고기, 양고기의 맛을 내는 데 사용된다.
- **약효** : 소화 자극제, 이뇨제 및 신경 강장제로 작용하는 강장제이다. 우울증, 벌레 또는 기생충 감염 및 예방. 월경 문제를 치료. 아유르베다 의학에서는 여성 생식계통, 신경성 불만, 곰팡이 감염에 대한 세척제로 널리 사용된다.
- **4대 요소** : 흙
- **기원 요소** : 치유, 보호, 인식
- **별자리 요소** : 천칭자리
- **행성 요소** : 태양
- **계절 요소** : 봄, 여름
- **아로마 노트** : 미들 노트
- **에센셜 오일** : 증류법으로 추출하며 웜우드(Wormwood) 오일로 판매된다. 오일에 존재하는 물질인 투존(Thujone)의 중독성 때문에 많은 국가에서 금지되고 있었으나, 현재 판매되는 오일의 대부분은 중독성 물질을 제거하여 시판되고 있다.
- **어울리는 배합** : 라벤더, 오크모스, 패출리, 솔잎, 로즈마리, 세이지 화이트, 세이지 데저트, 통카 빈, 바닐라, 클라리 세이지 등

프랑킨센스(Frankincense)

개요 : 유향이라고 칭하는 프랑켄센스는 보즈웰리아(Boswellia) 속 상록수 25종 이상의 수용성 고무수지의 서양식 통칭이다. 수지는 멩가프(mengaff)라는 칼같은 도구로 나무를 절개하여 수액의 발생량을 늘린다. 수지는 약 2주 후에 수확한다. 나무들은 건조한 기후와 석회암이 풍부한 토양을 선호한다. 나무는 약 8m까지 자라고 종종 바위 사이나 위험한 절벽에서 발견된다.

이 유명한 향료의 사용은 역사가 가장 오래된 것으로 성경에서 모세에게 주어진 거룩한 향 혼합물의 성분 중 하나이며 동방박사가 예수님에게 준 선물 중 하나이다. 일반적으로 알려진 서양 이름인 프랑킨센스(Frankincense)는 프랑크쉬(Frankish) 십자군 기사단에서 유래했다고 하는데, 그들은 유향을 다량으로 유통했으며 매우 귀중히 여겼다.

서양의 종교적 신앙에서는 "유향은 하늘에서, 몰약은 땅에서 나온 것"이라고 하는데, 이것이 그들이 향을 받아들이는 방식에 대한 좋은 설명이다.

- **식물계통** : 버세라과(Burseraceae)
- **동의어** : Olibanum, luban, mohor, beyo, maidi, etc.
- **원산지** : 인도, 남부 아라비아, 예멘, 오만, 케냐, 소말리아, 에티오피아, 에리트레아
- **이용 부분** : 고무(Gum) 수지
- **아로마 성질** : 섬세한 단맛, 수지성(resinous), 우디 색조가 있는 신선하고 과일 향이 나는 시트러스 부케 등 종에 따라 다름
- **정서적 속성** : 명상, 기도, 정화, 강화, 창의성
- **사용 용도** : 향수, 아로마테라피, 화장품, 비누, 샴푸 등
- **요리 용도** : 수지는 종종 와인에 담근 껌으로 씹는다. 과일은 가축에게 먹인다.
- **약효** : 류머티즘, 기관지, 요로감염을 치료하는 데 쓰이는 항염증으로서, 외부적으로는 과다한 점액을 완화시키는 흡입제로 사용된다. 전통 한의학(TCM)에서는 이 수지가 생리통, 외관상 부상, 피부질환 등에 쓰인다. 전통 한의학과 아라비아 의학에서는 수지와 오일이 잇몸, 입, 인후통 증상에 대한 구강 세정제로 사용된다.
- **4대 요소** : 불
- **기원 요소** : 영성, 보호, 용기, 평화, 집중, 안정
- **별자리 요소** : 사자자리, 양자리, 궁수자리, 처녀 자리
- **행성 요소** : 태양
- **계절 요소** : 봄, 여름
- **아로마 노트** : 베이스 노트

- **에센셜 오일** : 증류법 및 탄소추출법으로 에센셜 오일이 제조된다.
- **멸종위기종 경보** : 2007년 세계자연보전연맹(IUCN: International Union for Conservation of Nature) 멸종위기종 적색 목록에는 현재 오만의 프랑킨센스가 "심각한 멸종위기종"으로 포함되어 있다. 크롭워치(Cropwatch) 소말리아의 보스웰리아 프레리아나(Boswellia frereana) 및 인도의 보스웰리아 세라타(Boswellia serrata)를 사용할 것을 권장한다.
- **어울리는 배합** : 앰버, 바질, 벤조인, 보르네올장뇌, 창포(calamus), 계수나무, 카다몬, 계피, 정향, 다마르(dammar), 드래곤즈 블러드, 엘레미, 유칼립투스, 갈랑갈, 갈바넘, 생강, 구글, 로렐, 라벤더, 레몬 그라스, 레몬 밤, 매스틱, 사향 씨, 몰약, 오포포낙스, 솔잎, 팔로 산토 우드, 로즈, 로즈마리, 샤프란, 산다락, 스타 아니스, 스토락스, 통카 빈 등

마코(Makko)

개요 : 마코(Makko)는 "향가루(Incense powder)"를 총칭하는 일본어이다. 중국의 인센스 역사가 더 오래됐지만 근대에 일본이 유럽에 동양의 인센스를 전파하며 정착한 명칭이 됐다. 글루파우더, 타부노키(Tabunoki-タブノキ), 타부(Tabu-タブ powder), 조스 파우더(Joss powder), 지겟 파우더(Jiggat powder) 등 다양한 명칭을 사용하고 있다. 아시아에서는 고대부터 마코 분말을 향로에 사용하는 경우가 많았다. 예술적, 정신적, 복잡한 기하학적 패턴으로 재가 담긴 향로의 바닥에 누른 다음 움푹 들어간 곳을 향료로 채우고 가볍게 눌러서 불을 붙여 훈향하였다.

마코는 또한 특정 나무의 껍질인 리차나무에 사용되는 용어다. 나무껍질은 자연적으로 가연성이 있고, 균일하고 부드럽게 연소되며, 수용성 결합이 우수하며, 향 혼합물에 리차나무의 향이 거의 묻어나지 않는다. 이 모든 것이 마코가 향료와 함께 레시피대로 결합하고 막대 형태와 원뿔로 형성하는 데 이상적인 기반이 된다.

마코는 일본 인센스 제조의 기본 재료이다. 원재료인 향료 가루와 마코를 섞고, 물로 촉촉하게 한 다음, 국수 반죽처럼 밀어서 막대기 모양으로 만든다. 원뿔형은 손으로 빚거나 몰드를 이용하여 찍어낸다. 두 경우 모두 특별히 통풍이 잘되는 방을 사용하여 따뜻하고 습한 환경의 건조 과정을 거치도록 조절한다. 빠른 건조는 말림과 균열을 유발한다.

따라서 향로를 원하든 선향과 뿔향을 원하든 마코는 인센스를 만들기 위한 이상적인 기본 재료이다. 이점은 숯불로 태우는 것 보다 경제적이다.

- **식물계통 :** 월계수과(Litsea glutinosa)
- **동의어 :** Jiggat, Tabunoki, tabu, Glue powder, Joss powder, Incense powder
- **원산지 :** 동남아시아, 호주 및 서태평양 섬
- **이용 부분 :** 나무껍질
- **아로마 성질 :** 다른 성분과 완벽한 비율로 혼합되면 사라지는 우디, 스모키 향.

화이트 세이지(White Sage)

개요 : 화이트 세이지(White Sage)는 전통적으로 북미 원주민 부족들이 스윗롯지[38](Sweat-lodge) 세레모니 기간 동안 주로 사용한다. 인센스의 향료로 사용하지만 북아메리카 서남지역에서 자라는 '데저트 세이지'나 기타 다른 종류의 세이지보다는 활용도가 높지 않다. 화이트 세이지는 훈향에 널리 사용된다. 부정적인 에너지와 공간을 정화하는 데 사용된다. 보편적으로 화이트 세이지를 훈향 후에 긍정적인 에너지를 불러들이기 위해 '스위트 글라스(sweet grass)'를 태운다.

- **식물계통 :** 꿀풀과(Lamiaceae)
- **동의어 :** wormwood, felon herb, Chinese moxa, midge plant, Bollan bane.
- **원산지 :** 미국 남부 캘리포니아 해안 지역
- **이용 부분 :** 말린 잎
- **아로마 성질 :** 건강하고, 신선하고, 풀 느낌
- **정서적 속성 :** 정화, 명상, 기억력 향상
- **사용 용도 :** 향료, 아로마테라피

---

[38] 북미 전역의 원주민들이 땀을 흘리는 의식이다. 건강상의 위험을 예방하고 나쁜 기운을 내보내기 위한 행사이다. 나무로 만든 돔 안에 달군 암석을 넣고 기도를 하며 땀을 낸다. 이때 액운을 쫓기 위해 세이지를 피운다.

- **요리 용도** : 세이지 차를 만드는 데 사용
- **약효** : 상처, 화상 및 류머티즘 치료에 사용되는 열을 내리는 약초
- **4대 요소** : 공기
- **기원 요소** : 영성, 보호, 번영
- **별자리 요소** : 궁수자리, 물고기자리
- **행성 요소** : 목성
- **계절 요소** : 봄, 여름
- **아로마 노트** : 베이스 노트
- **에센셜 오일** : 알려진바 없음
- **어울리는 배합** : 부르고뉴 피치, 삼나무, 코팔 골드, 히솝, 주니퍼, 라벤더, 쑥, 송진, 로즈마리, 데저트 세이지, 스위트 글라스, 타임 등

라벤더(Lavender)

개요 : 라벤더는 지중해, 중동 및 인도 전역에서 발견되는 향기로운 상록 다년생 식물과 관목이다. 휘발성 오일이 풍부하여 라벤더와 인간은 오랜 역사를 함께하고 있다.

- **식물계통** : 라미아과(Lamiaceae)
- **동의어** : 지역마다 다른 이름을 가지고 있으며 동의어로는 명시하기 어렵다.
- **원산지** : 지중해, 중동 및 인도
- **이용 부분** : 말린 꽃
- **아로마 성질** : 달콤, 발사믹과 우디톤(Balsamic & woody undertones) 꽃이 만발한 초본질 (herbaceous).
- **정서적 속성** : 사랑, 행복, 정화, 이완, 편안한 수면을 위해 몸과 마음을 진정.
- **사용 용도** : 향수, 아로마테라피, 포푸리(potpourri), 크림, 로션, 바디오일, 비누, 샴푸, 목욕 오일, 입욕소금 등

- **요리 용도** : 신선한 꽃을 결정화하여 샐러드, 잼, 젤리, 아이스크림, 식초, 수프, 스튜, 양념장, 허브티에 첨가한다.
- **약효** : 강장제, 살균제, 항우울제. 경련을 완화하고, 불안감을 해소, 피로감을 해소, 짜증 완화, 우울증, 긴장성 두통, 편두통을 해소하는 데 사용된다. 화상, 상처, 일광 화상, 류머티즘, 피부질환, 근육통, 벌레 물림 등을 치료한다.
- **4대 요소** : 공기
- **기원 요소** : 치유, 보호, 평화
- **별자리 요소** : 쌍둥이자리, 처녀자리, 물병자리
- **행성 요소** : 수성
- **계절 요소** : 봄, 여름
- **아로마 노트** : 미들에서 탑 노트(Middle to Top Note)
- **에센셜 오일** : 증류법으로 신선한 꽃에서 추출. 휘발성 용매로 추출(Concretes)하거나 알코올로 녹여(Absolutes) 추출하기도 한다.
- **어울리는 배합** : 알로에스우드, 베이 로렐, 벤조인, 버건디 피치, 카모마일, 정향, 엔셀리아, 유향, 갈바눔, 구글, 아이리스루트, 주니퍼, 랩다넘, 레몬 밤, 레몬그라스, 마조람, 매스틱, 사향씨앗, 쑥, 몰약, 육두구, 오크모스, 오포파낙스, 패출리, 팔로산토우드, 솔잎, 송진, 로즈, 로즈마리, 샌달우드, 스파이크 나드, 스타 아니스, 스토락스, 세이지데저트, 세이지 화이트, 스위트 글라스, 타임, 톤카빈, 발레리안 뿌리 등

레드 샌달우드(Red Sandalwood) – 자단향

개요 : 자단향나무(Pterocarpus dicus willd)의 목질부를 말린 것으로 맛은 맵고 성질은 따뜻하다. 일명 레드 샌달우드로 칭하는 열대 우림의 이 나무는 인센스에서 자주색 목재로 통용되며 향 재료로 높이 평가된다. 약방의 감초처럼 모든 인센스에 잘 어울리며 죽향, 뿔향 및 몰드를 이용한 인센스 만들기의 기본 재료로 사용된다. 착색을 위한 첨가제나 블렌딩(blending)을 위한 기본 소재로 많이 사용한다.

- **식물계통 :** 파필리오나과(Papilionaceae)
- **동의어 :** 수액을 키노(Kino)라고 한다.
- **원산지 :** 열대 지방 전체
- **이용 부분 :** 나무, 나무껍질
- **아로마 성질 :** 부드러운 우디 향
- **정서적 속성 :** 정화
- **사용 용도 :** 화장품의 착색제, 인센스 기본 재료로 사용
- **요리 용도 :** 통조림 식품, 향신료 혼합물, 소스 등에 착색제로 사용된다.
- **약효 :** 항당뇨 특성, 의약품의 착색제로도 사용됨
- **4대 요소 :** 공기
- **기원 요소 :** 정화
- **별자리 요소 :** 쌍둥이자리, 처녀자리
- **행성 요소 :** 수성
- **계절 요소 :** 봄, 가을
- **아로마 노트 :** 베이스 노트
- **에센셜 오일 :** 없음
- **어울리는 배합 :** 거의 모든 향 레시피의 기본 재료로 사용할 수 있다.

샌달우드(Sandalwood) – 백단향

개요 : 백단향으로 알려진 샌달우드는 가장 오래된 향 소재 중 하나이며, 적어도 4,000년 전부터 사용한 것으로 알려졌다. 샌달우드는 가장 잔잔한 향기 중 하나이며 휴식과 안정을 위해 선호되는 재료 중 하나이다. 샌달우드는 마음을 안정시켜주고, 정신적인 명료함과 영적인 수행을 돕는다. 향기는 집중력을 증가시키고 적절한 다른 향과 조합되면 독신생활을 하는 사람들에게 성적 에너지를 다른 에너지로 전환하는 데 도움을 줄 수 있다. 조각상, 지팡이, 묵주와 같은 많은 고대 종교 장신구들은 이 나무로 만들어진다.

샌달우드는 황색의 하트우드(heartwood)와 샌달나무(Sandal tree) 뿌리에 붙여진 일반적인 이

름이다. 샌달우드는 산탈룸 앨범(Santalum Album)이라는 종으로, 인도에서 가장 많이 자라고 있지만, 인도네시아와 호주의 관련 종에서도 발견된다.

샌달우드의 뿌리와 심재(心材)에서 충분한 에센셜 오일이 생성되어 추출을 하기까지 약 15년에서 20년이 걸린다. 샌달우드의 에센스 오일이 비싼 이유이다. 수령이 80년 이후에는 완전한 성숙에 도달한다. 짙은 하트우드의 기름기 많은 중심부(心材)는 점차 발달하고, 시간이 지날수록, 나이가 들면서 향기가 더욱 좋아진다.

샌달우드는 우기에 뿌리를 잘 내리게 되는데, 우기에는 토양이 비옥하게 되고 뿌리는 에센셜 오일이 더 풍부해진다. 수확과 무역은 인도와 인도네시아의 정부와 임업부에 의해 엄격히 통제되지만 밀렵과 암시장 무역이 광범하게 퍼져 있다.

- **식물계통** : 산탈리아과(Santalaceae)
- **동의어** : Chandan, East Indian sandalwood, white sandalwood, yellow sandalwood, the Great Receiver, agallochum, oud, ood, chuwar, kyara
- **원산지** : 인도, 인도네시아, 실론, 호주, 태평양 제도 등
- **이용 부분** : 심재(心材), 뿌리
- **아로마 성질** : 섬세하고 매운 오리엔탈 톤이 가미된 부드럽고 달콤한 우디 베이스 노트
- **정서적 속성** : 이완, 정화, 강화, 수면, 명상, 감각적, 사랑
- **사용 용도** : 향수, 아로마테라피, 피부 회복
- **요리 용도** : 에센스는 인도에서 시럽과 우유 디저트의 맛을 내는 데 사용된다.
- **약효** : 몸의 열을 내리고, 마음을 진정시키고, 경련, 소화를 개선하는 쓴맛의 수렴성 허브. 이뇨제, 진통, 살균 효과가 있으며 종종 피부 트러블을 위해 바르는 용도로 사용된다.
- **4대 요소** : 물
- **기원 요소** : 치유, 영성, 보호, 평화
- **별자리 요소** : 사자자리, 천칭자리, 물고기자리, 황소자리, 양자리, 게자리
- **행성 요소** : 달
- **계절 요소** : 봄, 여름

- **아로마 노트** : 베이스 노트
- **에센셜 오일** : 증류법과 탄소추출법을 이용하여 오일을 추출한다. 샌달우드는 향수 산업에서 널리 사용되는 베이스 노트 및 고정제로 사용한다.
- **멸종 위기 종 경보** : 2007년 세계자연보전연맹(IUCN)의 멸종 위기 종 목록에는 샌달우드가 포함되어 있다.
- **어울리는 배합** : 알로에스 우드, 벤조인, 보르네올 캠포어, 계수나무, 개박하, 삼나무, 카모마일, 계피, 정향, 코팔-블랙, 주니퍼, 랩다넘, 라벤더, 머스크씨, 육두구, 팔로산토 트리, 파출리, 루부라, 장미, 샤프란, 산다락, 스파이크나드, 스타 아니스, 스토락스, 톨루 발삼, 강황, 바닐라, 베티버 등

스위트 글라스(Sweet Grass)

개요 : 푸아과 속 15종 중 하나인 스위트 글라스는 북반구의 습한 지역에서 자라는 향기로운 다년생 풀이다. 스위트 글라스는 미국의 원주민이 소중히 여기는 식물이다. 향긋한 풀들을 자비로운 창조 여신 워페(Wohpe)와 결부시킨다. 머리처럼 땋아 엮은 스위트 글라스는 긍정적인 에너지를 끌어오기 위해 집 안의 출입구에 매달아 놓는다. 바구니와 인센스용 띠를 짜는 데도 많이 사용된다.

유럽에서 스위트 그라스는 성스러운 날에 교회 계단에 뿌리고 축제 기간에는 처녀의 옷을 향기롭게 하는데 사용되는 신성한 허브로 여긴다. 스위트 글라스는 쉽게 성장할 수 있으며 활력의 정신을 일깨운다.

- **식물계통** : 푸아과(Poaceae)
- **동의어** : Holy grass, vanilla grass, Seneca grass
- **원산지** : 북미 및 유럽
- **이용 부분** : 말린 잎
- **아로마 성질** : 진한 기분 좋은 바닐라, 새로 말린 건초 향, 약간의 코코넛 향.

- **정서적 속성** : 정화, 편안함
- **사용 용도** : 향수, 아로마테라피, 뛰어난 고정 특성
- **요리 용도** : 잎을 보드카(zubrowka)에 첨가하여 맛을 내고, 오일은 사탕, 청량음료, 담배의 맛을 내는 데 사용된다. 쿠마린(coumarin) 함량이 높기 때문에 미국 FDA 및 기타 국가에서 식품에 사용을 금지하고 있으며 알코올성 음료 및 담배에만 허용된다.
- **약효** : 알 수 없음
- **4대 요소** : 물
- **기원 요소** : 치유, 영성, 평화, 우정
- **별자리 요소** : 천칭자리
- **행성 요소** : 달, 금성
- **계절 요소** : 봄, 여름
- **아로마 노트** : 베이스에서 미들 노트
- **에센셜 오일** : 증류법으로 잎에서 추출한 에센셜 오일.
- **훈향 방법** : 스위트 글라스 자체로만 사용할 경우 땋아 엮은 한쪽 끝에 불을 붙여 연기가 나게 하여 부드럽게 부채질하며 향기를 즐긴다.
- **어울리는 배합** : 벤조인, 삼나무, 코팔-블랙, 코팔-골드, 코팔-화이트, 주니퍼, 라벤더, 세이지-화이트, 세이지-데저트, 톨루 발삼, 바닐라 등

데저트 세이지(Desert Sage)

개요 : 데저트 세이지는 아르테미시아과(Artemisia)에 속하는 관목종이다. 아메리카 원주민이 훈향에 사용했던 전통적인 사막의 세이지이다. 데저트 세이지는 향 연기로 주로 피우며 주술에 광범위하게 사용된다. 종종 화이트 세이지와 혼동되는데, 데저트 세이지는 북아메리카 전역에 분포하지 않고 스웻롯지(Sweat-lodge) 세레모니 동안에 북미의 서남쪽 부족들에 의해 사용되었다.

- **식물계통 :** 국화과(Asteraceae)
- **동의어 :** basin sagebrush, big sagebrush, common sage, sagebrush
- **원산지 :** 북부 온대 지역, 남미, 남아프리카
- **이용 부분 :** 말린 잎
- **아로마 성질 :** 약간의 기본 과일 향이 있는 초본 향
- **정서적 속성 :** 정화, 강화, 창의성
- **사용 용도 :** 향주머니, 분말에 사용
- **요리 용도 :** 알려진바 없음
- **약효 :** 쓴 약초, 따듯한 성질로 간 기능을 향상시키고, 경련을 완화시키며, 장내 기생충을 파괴한다.
- **4대 요소 :** 공기
- **기원 요소 :** 보호, 꿈
- **별자리 요소 :** 처녀자리, 물고기자리, 궁수자리, 염소자리
- **행성 요소 :** 목성, 토성
- **계절 요소 :** 봄, 여름
- **아로마 노트 :** 베이스에서 미들 노트
- **에센셜 오일 :** 알려진바 없음.
- **어울리는 배합 :** 베이 로렐, 버건디 피치, 삼나무, 코팔, 히솝, 주니퍼, 라벤더, 레몬 그라스, 마조람, 매스틱, 쑥, 송진, 로즈마리, 세이지 화이트, 스위트그라스, 타임, 레몬 껍질, 오렌지 껍질 등.

주니퍼(Juniper)

개요 : 향나무 즉 주니퍼는 50종 이상이 북반구 전역에서 자란다. 많은 문화권에서 두려운 나무와 관목으로 간주된다. 암컷 관목은 '주니퍼 베리' 열매를 생산한다. 향을 피우기 위해서는 나무, 열매, 건조된 뾰족한 잎 부분이 사용된다.

히말라야 문화에서, 주니퍼는 영적인 의식 동안 정화하는 데 사용된다. 미국 원주민들은 주니퍼 나무 향을 사용하여 손님들을 맞이하고 원주민 종교 전통의 조합을 가르치는 미국 원주민의 신앙과 기독교의 사적 사용, 원주민 전통인 영적 믿음의 조화의 방편으로 하는 피요트 세레모니[40](Peyote ceremony)의 사용을 지원했다.

- **식물계통** : 큐프레스과(Cupressaceae)
- **동의어** : 지역과 나라마다 다양한 이름이 있다.
- **원산지** : 북반구 전체에 흩어져 있음
- **이용 부분** : 목재, 뾰족잎 , 말린 베리
- **아로마 성질** : 따뜻하고, 나무처럼 달콤하며, 발사믹(balsamic), 솔잎향 같은 노트
- **정서적 속성** : 강화, 정화
- **사용 용도** : 향수, 아로마테라피
- **요리 용도** : 진, 맥주, 리큐어 및 육류의 맛을내는 데 사용된다.
- **약효** : 소독과 이뇨작용을 하고 소화, 가스, 대장 등을 개선하며 염증을 감소시키고 자궁을 자극한다. 신장염, 류머티즘, 관절염, 신경통 치료에 쓰인다.
- **주의** : 임신 중 또는 현재 신장 질환이나 신장 감염의 경우 사용하지 말 것.
- **4대 요소** : 불
- **기원 요소** : 보호, 치유
- **별자리 요소** : 양자리, 사자자리, 궁수자리
- **행성 요소** : 태양
- **계절 요소** : 여름
- **아로마 노트** : 베이스에서 미들 노트
- **에센셜 오일** : 주니퍼 베리는 증류법으로 오일을 추출한다. 목재부는 오일은 거의 찾아보기 힘들다.

---

[40] 피요트 세레모니(Peyote ceremony) : 아메리카 원주민 종교 전통의 조합을 가르치는 미국 원주민의 신앙과 기독교의 사적 사용과, 원주민 전통인 영적 믿음의 조화의 방편으로 하는 세레모니.

- **어울리는 배합 :** 베이 로렐, 벤조인, 보르네올 장뇌, 버건디 피치, 시더 레드, 카모마일, 엘레미, 랩 다넘, 라벤더, 레몬 밤, 매스틱, 오크모스, 오포포낙스, 솔잎, 송진, 세이지 화이트, 세이지-데저트, 샌달우드, 톨루 발삼 등

바질(Basil)

개요 : 바질은 약 35종의 향기로운 일년생 식물로 휘발성 오일이 풍부하며 대부분이 향을 피우는 데 쉽게 사용된다. 바질이라는 일반적인 이름은 바질이 전갈로 변할 수 있다고 믿었기 때문에 눈과 숨이 치명적인 신화 속의 뱀인 바실리스크(Basilisk)와 연관되어 있다고 한다. 또 다른 사람들은 명칭의 기원이 왕실을 의미하는 그리스어의 '바실리콘(Bbasilicon)'에서 유래되었다고 주장한다.

바질의 한 종인 홀리 바질(Ochimum tenuiflorum)은 인도의 신성한 식물로, 힌두교 가정과 사원 주변에서 보호되어 재배된다. 바질을 잡고 있으면 천둥을 막아주고, 줄기로 만든 구슬을 착용하면 감염을 막아주며 종교적인 성취와 장수를 유도한다고 한다. 열대 아메리카와 카리브해에서, 바질은 모기를 퇴치하는데 사용된다. 바질은 화분에 담아서 실내에서 키우면 잘 자란다.

- **식물계통 :** 라미아과(Lamiaceae)
- **동의어 :** sweet basil, Genovese basil
- **원산지 :** 열대 아시아 및 아프리카, 현재 전 세계적으로 재배 됨
- **이용 부분 :** 신선하거나 말린 잎
- **아로마 성질 :** 달콤하고, 약간 푸르고, 산뜻하며, 신선하며 은은한 우디와 발사믹 톤
- **정서적 속성 :** 사랑, 강화, 정화, 수면, 상승, 기억력 향상
- **사용 용도 :** 향수, 아로마테라피
- **요리 용도 :** 잎은 샐러드, 수프, 고기 요리, 파스타 소스, 야채, 허브 오일 및 식초, 스터핑 등의 맛을 내는 데 사용된다. 씨앗은 물에 담가 코코넛 밀크와 설탕을 섞어 시원한 음료로 만든다.

- **약효** : 항균, 회복, 열감소, 경련 완화, 소화력 향상, 장내 기생충 퇴치, 피부 감염, 후각 상실, 불면증, 편두통, 기분 저하, 불안감. 오일은 치과용 제품과 방충제에 사용된다.
- **주의** : 에센셜 오일은 일부 사람들에게 자극을 줄 수 있다.
- **4대 요소** : 불
- **기원 요소** : 보호, 번영
- **별자리 요소** : 전갈자리
- **행성 요소** : 화성
- **계절 요소** : 여름
- **아로마 노트** : 미들 노트
- **에센셜 오일** : 증류법으로 잎에서 추출한다. 미국 또는 유럽산 스위트 바질(Sweet Basil) 오일과 마다가스카르 세이셸의 코모로 제도(Comoro Islands, Seychelles, Madagascar)에서 재배한 리유니온 바질(Réunion Basil) 오일 등 두 종류가 만들어진다.
- **어울리는 배합** : 고수풀, 유향, 갈랑갈(Galangal), 화이트 코팔, 레몬 밤, 오크모스, 오 포포낙스, 로즈마리, 클라리 세이지, 라임 껍질 등

로즈마리(Rosemary)

개요 : 로즈마리는 상록수 관목의 속에서는 단 두 종 중 하나인데, 이 상록수 관목들은 상당히 다양하며 전 세계에 널리 분포되어 있다. 다른 종인 R. 에리오칼릭스(R. eriocalix)는 스페인 남부와 북아프리카의 칼슘, 석회암, 석회암이 풍부한 지역에서만 발견된다.

로즈마리는 세계 여러 곳에서 우정, 충성, 그리고 추억의 상징이다. 전통적으로 결혼식에 참석한 신부들뿐만 아니라 장례식에 참석한 조문객들에 의해 전달된다.

이집트인, 히브리인, 그리스인, 로마인들은 로즈마리를 사용하여 생활 공간을 청소하고 그들의 노점 가판대를 훈증 소독했다. 그리스 학자들은 기억력과 집중력을 향상시키기 위해 시험을 볼 때 로즈마리 화환을 착용했다

- **식물계통** : 라미아과(Lamiaceae)
- **동의어** : 알 수 없음
- **원산지** : 지중해 연안 지역, 현재 전 세계적으로 재배됨.
- **이용 부분** : 말린 잎
- **아로마 성질** : 강하고 신선하며 우디 허브 향, 민트기가 있는 발사믹(balsamic) 향
- **정서적 속성** : 정화, 강화, 수면, 감각적, 사랑, 기억력 향상
- **사용 용도** : 향수, 아로마테라피
- **요리 용도** : 신선하거나 말린 잎은 수프, 스튜, 토핑에 사용되며 쿠키와 잼에 추가하고 식초, 와인 및 올리브 오일에 담가 샐러드를 맛볼 수 있다. 고기류, 특히 양고기의 맛을 내는 데 사용된다.
- **약효** : 경련을 완화하고, 통증을 완화하며, 땀을 증가시키고, 간과 담낭을 자극하고, 소화와 순환을 좋게 하는 회복 허브.
- **주의** : 임신한 경우 사용하지 말 것.
- **4대 요소** : 불
- **기원 요소** : 치유
- **별자리 요소** : 사자자리
- **행성 요소** : 태양
- **계절 요소** : 여름
- **아로마 노트** : 탑 노트
- **에센셜 오일** : 증류법으로 잎에서 추출한다.
- **어울리는 배합** : 바질, 베이 로렐, 보르네올 장뇌, 부르고뉴 피치, 삼나무, 카모마일, 담마, 유향, 갈바넘, 우슬초, 주니퍼, 랩 다넘, 라벤더, 레몬그라스, 마조람, 매스틱, 쑥, 소나무, 세이지 화이트, 백리향, 발레리안 뿌리 등.

카모마일(Chamomile)

개요 : 일반적으로 사용되는 카모마일의 종은 '젊음의 물'이라고 불리는 저먼 카모마일(Matricaria chamomilla), '식물의 의사'로 알려진 로만 카모마일(Anthemis nobilis)이다. 이외에 많은 카모마일이라는 명칭을 사용하지만 모든 카모마일이 '카모마일'로 알려진 허브차에 사용되는 종은 아니다.

카모마일은 정원이나 화분에서 쉽게 자란다. 심지어 카모마일 잔디밭도 만들 수 있다. 로만 종은 식물의 의사로도 알려져 있다. 병든 정원 식물들은 옆에 카모마일 차마멜룸 노빌레(Chamaemelum nobile)를 심음으로써 치료될 것이다. 카모마일의 꽃들은 물에 카모마일 차를 넣으면 꽃이 더 오래 시들지 않고 피어있다.

- **식물계통** : 국화과(Asteraceae)
- **동의어** : Anthemis nobilis, Camomile
- **원산지** : 서유럽, 지중해 지역, 북미 및 아조레스 지역
- **이용 부분** : 말린 꽃
- **아로마 성질** : 풍부하고, 따뜻하고, 달콤하며, 풀 느낌의 향이고, 약간의 과일 향이 난다.
- **정서적 속성** : 사랑, 정화, 이완, 수면
- **사용 용도** : 향수, 아로마테라피, 건조하고 민감하며 자극적인 피부를 치료하고 모발을 가볍게 하는 컨디셔닝 샴푸에 사용된다.
- **요리 용도** : 꽃들은 차를 만드는 데 사용되고, 크림소스에 맛을 내기 위해 잎을 잘게 썰어 만자닐라 셰리(Manzanilla Sherry)의 맛을 내는 데 사용된다.
- **약효** : 주로 소화계에 작용하는 이완제 성질을 가진 항염증 약초. 소화기 문제, 고통스러운 월경, 불면증, 과잉행동 등을 치료하고 아이들의 짜증을 가라앉히는 데 사용된다. 외부적으로 자극되거나 아픈 피부, 기저귀 발진, 천식, 기관지 충혈 등의 흡입에도 사용된다.
- **주의** : 임신한 경우 사용하지 말 것.
- **4대 요소** : 물
- **기원 요소** : 번영

- **별자리 요소** : 황소자리, 게자리, 천칭자리
- **행성 요소** : 달, 금성
- **계절 요소** : 여름
- **아로마 노트** : 미들 노트
- **에센셜 오일** : 증류법으로 식물의 꽃을 증류하여 세 가지 유형의 에센스 오일이 생산된다. 아줄렌(Azulene) 함량으로 인해 파란색인 로만(Roman)과 저먼(German), 옅은 노란색인 마록(Maroc)이다. 캐모마일 오일은 일부 국가에서 법적 제한을 받는다.
- **어울리는 배합** : 카르다맘, 삼나무, 생강, 향나무, 라벤더, 랩다넘, 레몬밤, 매스틱, 몰약, 오크모스, 장미, 로즈마리, 샌달우드 등

솔잎(Pine Needles)

개요 : 우리나라의 산과 들에서 흔히 볼 수 있는 소나무는 피누스(Pinus) 속으로 약 120여 종이 전 세계에 분포하고 있다. 우리나라 소나무의 분포지를 살펴보면 남한 전 지역, 북한은 고원지대를 제외한 지역, 일본은 북해도를 제외한 일본 전 지역, 러시아 연해주의 동해안 지역, 중국 동북 지방의 압록강 연안, 산둥반도 일부 지역 등에서 매우 제한적으로 발견된다. 제주도에서는 해발 800~1,500m 산록에 주로 분포하고, 북쪽으로 올라갈수록 소나무는 낮은 저지대로 이동하여 백두산의 경우 해발 300m 이하에서만 자란다. 최근 일본과 대만은 재선충에 의하여 적송이 거의 멸종 위기에 있다고 알려져 있다.

기독교에서 소나무는 빛과 생명의 상징이며 강력한 치유력으로 역사상 크게 존경 받았다. 힐데가르드 폰 빙겐(Hildegard von Bingen)은 그녀의 저서 네츄럴 사이언스(Natural Science)에서 소나무에 대해 이렇게 썼다. '소나무는 추위보다 따뜻하고 많은 에너지와 힘을 포함하고 있습니다. 소나무는 힘의 상징입니다.'

켈트족과 독일의 조상들은 소나무가 부정적인 에너지로부터 보호받는 원천이라고 믿었다. 유럽에서 솔잎은 치료 과정을 강화하기 위해 병실에서 태워졌다. 전통 약초서에 따르면, 소나무는 신경을 튼튼하게 하고 에너지, 용기, 그리고 감정적인 힘을 준다.

- **식물계통** : 피냐과(Pinaceae)
- **동의어** : 나라별 지역별 이름이 다르다.
- **원산지** : 한국, 일본, 서남아시아, 북·중미, 북아프리카
- **이용 부분** : 새 잎 또는 말린 솔잎
- **아로마 성질** : 소나무 냄새, 달콤함, 녹색 발사믹(balsamic) 향, 약간의 우디와 스파이시.
- **정서적 속성** : 정화, 강화
- **사용 용도** : 식용, 향수, 아로마테라피
- **요리 용도** : 떡, 상업적인 음식, 향료, 샐러드에 사용되는 커널, 조리된 야채,   페스토 (Pesto) 소스와 같은 분쇄용에 사용
- **약효** : 호흡기 및 요로감염, 기침, 기관지염, 천식, 류머티즘, 근육 경직 등에 사용된다. 일부 개인에게 알레르기 반응을 일으킨다.
- **4대 요소** : 공기
- **기원 요소** : 치유, 보호, 영성, 번영, 용기, 다산
- **별자리 요소** : 양자리, 전갈자리, 물병자리
- **행성 요소** : 화성
- **계절 요소** : 가을, 겨울
- **아로마 노트** : 탑 노트
- **에센셜 오일** : 증류법으로 잎과 심재에서 추출한다.
- **어울리는 배합** : 월계수, 버건디 피치, 삼나무 붉은색, 엘레미, 후렌치, 갈바넘, 주니퍼, 라벤더, 르몽그라스, 쑥, 오크모스, 파출리, 송진, 대황, 로즈마리, 화이트-세이지, 데저트-세이지, 스파이케나드, 백선, 백선홍, 백선홍, 발레리 뿌리 등

생강(Ginger Root)

개요 : 생강은 독특한 향을 가진 열대 아시아 다년생 식물다. 징기버(Zingiber) 속에는 약 100종이 있으며, 이들 중 상당수는 상업적으로 재배되고 있다. 신선한 뿌리는 향료 특성 때문

에 전 세계적으로 사용된다.

생강은 약용과 요리의 목적으로 역사상 가장 일찍부터 재배되어 왔다. AD 200년에 로마인들이 과세 대상 상품으로 등재하였고, 후한 시대(AD 25-220) 중국 전통 약학 문헌에 처음 언급되었다. 생강은 인센스 혼합물에 약간의 향신료와 풍미를 더하는 훌륭한 재료다.

- **식물계통** : 진구레아과(Zingiberaceae)
- **동의어** : Jiang
- **원산지** : 열대 동남아시아, 자메이카 및 전 세계 온난 지역
- **이용 부분** : 말린 뿌리(rhizome)
- **아로마 성질** : 풍부하고, 따뜻하고, 매콤하고, 달콤하고, 바이올렛과 같은, 캠프호르(camphor) 향
- **정서적 속성** : 강화, 정화, 사랑, 창의성, 감각적.
- **사용 용도** : 식용, 향수, 아로마테라피
- **요리 용도** : 양념, 차, 청량음료(진저 맥주와 진저 에일), 사탕, 시럽, 수프, 양념장, 카레, 처트니, 피클, 고기, 생선 요리에 사용된다. 절인 생강은 일본 요리에 특히 초밥의 맛을 내는 데 쓰인다.
- **약효** : 멀미, 메스꺼움, 소화불량, 혈액순환 촉진, 근육경련 완화, 통증 완화 등에 사용되는 따뜻한 약초.
- **4대 요소** : 불
- **기원 요소** : 번영, 인식
- **별자리 요소** : 스콜피오, 사자자리, 궁수자리
- **행성 요소** : 화성
- **계절 요소** : 여름
- **아로마 노트** : 미들에서 탑 노트
- **에센셜 오일** : 증류법으로 뿌리와 줄기에서 추출한다. 앱솔루트(Absolute)로 추출할 수 있다. 휘발성 오일이 풍부하다.

- **어울리는 배합** : 칼하무스, 삼나무 붉은색, 카모마일, 고수, 갈랑갈색, 후렌치, 사향씨, 솔잎, 대황, 장미, 샤프란, 샌달우드, 스파이크나드, 강황, 오렌지 껍질, 레몬 껍질 등

강황(Turmeric)/울금

개요 : 강황과 울금(심황)은 아주 많이 헷갈리는 식물이다. 심지어 재배 농가도 혼동하기 일 쑤다. 둘은 식물명은 물론 생약명까지 같다. 강황과 울금(심황)이 함께 기록된 역사상 최초의 서적인 중국 당나라 때의 '신수본초'에 '둘은 서로 비슷하지만 다르다'고 기술되어 있다. 강황과 울금(심황)은 둘 다 생강과다. 모양도 생강과 닮았다. 생강의 강(薑)자에, 색깔이 노랗다는 황(黃)자를 더해 강황(薑黃)이라고 명명됐다. 기운이 가벼워 막힌 기운인 울(鬱)을 뚫어 주고 색이 황금색이란 이유로 울금(鬱金)이다. 강황과 울금은 강황이란 식물에서 얻어지는 '한 지붕, 두 가족'의 식물이다. 강황의 뿌리와 줄기가 강황, 덩이뿌리가 울금이다. 인도를 비롯한 열대·아열대 지역에서 주로 재배되는 식물 '커큐마 롱가(Curcuma longa)'가 바로 강황이다. 한방에선 둘이 정반대의 약성을 가진 것으로 본다. 동의보감에 따르면 강황은 성질이 따뜻하고 울금은 차다. 평소 몸이 찬 사람에겐 강황, 열이 많은 체질의 소유자에겐 울금을 권장하는 것은 이 때문이다. 색깔도 강황은 진한 노란색, 울금은 오렌지색에 가깝다. 맛도 강황은 매운맛보다 쓴맛이 강한반면 울금은 매운맛이 쓴맛보다 더 강하다.

- **식물계통** : 진구레아과(Zingiberaceae)
- **동의어** : Curcuma aromatica(wild turmeric), Yellow Root, Haridra, Curcuma domestica.
- **원산지** : 인도, 남아시아
- **이용 부분** : 말린 뿌리(rhizome)
- **아로마 성질** : 매운맛, 신선함, 후추 맛, 우디 맛, 매운맛, 톡 쏘고 쓴맛, 달콤한 오렌지의 기미가 있는 생강과 갈랑갈(galangal)을 연상시킨다.
- **정서적 속성** : 회춘, 강화, 클렌징, 정화

- **사용 용도** : 식용, 차, 향료, 아로마테라피, 화장품에서 염료로 사용되기도 한다.
- **요리 용도** : 양념, 카레와 카레 가루의 필수 성분
- **약효** : 연구에 따르면 자궁, 소화기, 순환기, 호흡기를 자극하는 쓴 수렴성 허브. 항염증, 간 보호, 소화기 및 순환기 장애, 자궁종양, 황달, 간 질환, 생리장애 등을 치료. 또한 천식과 습진에 대한 항염증, 뇌졸중과 심장마비의 예방 등
- **4대 요소** : 불
- **기원 요소** : 힐링
- **별자리 요소** : 양자리, 전갈자리, 사자자리
- **행성 요소** : 화성, 토성
- **계절 요소** : 여름
- **아로마 노트** : 미들 노트
- **에센셜 오일** : 증류법으로 뿌리와 줄기에서 추출한다. 앱솔루트(Absolute)와 휘발성 큐마 오일(Curcuma oil), 반고체인 올레오레진(Oleoresins)으로 판매되기도 한다.
- **어울리는 배합** : 로스우드, 보르네올 캄포르, 카르다맘, 카시아, 삼나무-레드, 정향, 계피, 고수, 갈랑갈, 생강, 홍채 뿌리, 랩다눔, 육두구, 샌달우드, 스타 아니스 등

고수풀 열매(Coriander seed)

개요 : 가장 오래된 것으로 알려진 약초 중 하나인 고수는 적어도 3000년 동안 재배되었으며 산스크리트어, 이집트어, 그리스어, 라틴어 문헌뿐만 아니라 사실상 모든 중세 약초에도 언급되어 있다. 이 식물의 잎은 고수로 알려져 있으며, 요리할 때 널리 쓰이고, 씨앗이나 과일은 향료로 쓰인다.

모로코 유목민들은 아이가 태어난 후 14일 동안 고수를 섞은 향재로 분향식을 한다. 아라비아에서 고수는 자연재해에 대한 방어로 여겨지고 대기의 균형을 맞추기 위해 태워진다. 이 식물은 정원이나 화분에서 쉽게 재배할 수 있다.

- **식물계통 :** 아피아과(Apiaceae)
- **동의어 :** Chinese parsley, cilantro
- **원산지 :** 동부 지중해, 인도, 북미에서 귀화
- **이용 부분 :** 씨앗(열매)
- **아로마 성질 :** 쾌적하고 달콤하며 매콤한 우디, 따스한 플로럴-발사믹 언더 톤.
- **정서적 속성 :** 고양, 동기 부여, 강화, 이완, 감각, 사랑
- **사용 용도 :** 식자재, 향수, 아로마테라피, 향료.
- **요리 용도 :** 태국 요리의 근본 향료, 잎은 특히 동남아시아 및 중동에서 수프, 샐러드, 콩, 카레에 사용. 씨앗은 카레, 카레 가루, 피클, 피클링 향신료, 구운 식품, 소시지, 소스 등의 재료. 고수 오일은 진, 버몬트, 리큐어 및 담배의 맛을 낸다.
- **약효 :** 잎과 씨앗에는 휘발성 오일이 풍부하다. 항균, 항진균, 거담제 및 소화기 질환 치료, 식욕 촉진, 관절통 완화, 치질 등에 사용된다.
- **4대 요소 :** 불
- **기원 요소 :** 치유, 평화
- **별자리 요소 :** 양자리, 쌍둥이자리, 천칭자리, 궁수자리, 전갈자리
- **행성 요소 :** 화성
- **계절 요소 :** 봄
- **아로마 노트 :** 탑 노트
- **에센셜 오일 :** 증류법으로 열매, 줄기와 잎에서 추출한다. 향수에 광범위하게 사용하며 오래될수록 향이 깊고 좋아진다.
- **어울리는 배합 :** 바질, 벤조인, 칼라 무스, 카다몬, 계수나무, 계피, 정향, 유향, 생강, 라브 다넘, 매스틱, 몰약, 육두구, 솔잎, 로즈마리, 세이지 데저트, 백단향, 스타 아니스, 타임, 심황, 담배 등

육두구(Nutmeg)

개요 : 육두구는 우거진 열대 상록수에서 따온 복숭아 같은 과일의 말린 씨앗이다. 수천 년 동안 귀중한 향신료로 소중히 여겨져 왔다. 또 다른 향신료인 메이스(Mace)는 알맹이를 덮고 있는 밝은 붉은색의 과육 층이다. 둘 다 휘발성 오일이 풍부하다. 육두구(Nutmeg)와 메이스(Mace)는 주로 약용 목적으로 AD 1세기 이후로 지금까지 거래되고 있다. 이후 1512년 포르투갈이 몰루카스(Moluccas) 제도를 성공적으로 점령하여 무역을 독점할 정도로 향신료로서의 가치가 있었다.

- **식물계통** : 미리스테아과(Myristeicaceae)
- **동의어** : Jatiphala
- **원산지** : 동인도, 현재 인도네시아와 서인도에서 재배
- **이용 부분** : 씨앗
- **아로마 성질** : 따뜻하고, 감미롭고, 스파이시−발사믹하고, 강한 향
- **정서적 속성** : 자극, 강화, 감각적.
- **사용 용도** : 향수, 아로마테라피 '넛메그 버터'는 향수, 비누, 양초 등에 널리 사용되고 있으며, 제약업계에서도 사용하고 있다.
- **요리 용도** : 토마토 케첩의 핵심 재료, 제과 제품, 디저트, 음료, 고기 요리, 야채, 치즈 요리, 소스, 파스타 소스의 맛을 내는데 널리 사용. 육두구 과육은 설탕에 절여 잼과 젤리로 만들어진다.
- **약효** : 설사, 소화기 질환, 치통, 습진, 류마티스 및 복통, 진통을 치료하는 데 사용되는 항온성 소화기 강장제, 경련 방지제, 항균성. 아유르베다 의학에서는 불면증 치료에도 사용된다.
- **4대 요소** : 불
- **기원 요소** : 행운, 인식, 번영
- **별자리 요소** : 쌍둥이자리, 사자자리, 전갈자리, 궁수자리, 물병자리, 물고기자리, 처녀자리
- **행성 요소** : 목성

- **계절 요소** : 여름
- **아로마 노트** : 탑 노트
- **에센셜 오일** : 증류법으로 씨앗에서 추출. 용제 추출로 앱솔루트를 생산하며 가장 많이 사용한다. 육두구 추출물은 실제와 동일한 향기를 가진 것으로 평가된다.
- **어울리는 배합** : 계수나무, 계피, 정향, 라브 다넘, 라벤더, 오크모스, 패출리, 로즈, 샌달 우드, 통카 빈, 강황, 바닐라, 베티버, 제라늄, 클라리 세이지 등

벤조인(Benzoin)

개요 : 우리나라에서 전통적으로 사용하던 안식향(安息香)이며 정식명칭은 벤조인이다. 벤조인은 낙엽수와 상록수 관목과 작은 나무의 100종 이상을 포함한다. 벤조인 종은 1325년경 수마트라를 탐험한 아랍인 이븐 바투타(Ibn Batuta)에 의해 처음 소개되었는데, 그는 그것을 '루반 자와이(luban Jawi)' 또는 '자바의 프랑켄센스(frankincense of Java)'라고 불렀고, 시간이 흐르면서 '고무 벤자민(Gum Benjamin)'이 되었고 마침내 '벤조인(Benzoin)'이 되었다.

- **식물계통** : 스티라카스과(Styracaceae)
- **동의어** : Gum Benjamin, Luban Jawi
- **원산지** : 아시아, 유럽, 아메리카
- **이용 부분** : 고무수지(Gum resin)
- **아로마 성질** : 따듯하고 달콤하며 발삼믹(balsamic)한 바닐라 같은 향과 계피의 터치가 가미된 통렬한 향.
- **정서적 속성** : 창조적, 편안함, 수면, 명상, 정서적 균형 회복
- **사용용도** : 향료, 아로마테라피(피부 치유), 강력한 항산화제/보존제, 화장품 및 향수의 고정제
- **요리 용도** : 상업용 식품 향료에 사용
- **약효** : 폐울혈, 인후통, 기침 및 감기를 치료. 기침을 치료하기 위해 유명한 "Friars

Balsam"에서 사용하고 있다. 한의학에서는 가슴과 복통을 치료하는 데 사용된다.

- **4대 요소 :** 공기
- **기원 요소 :** 번영
- **별자리 요소 :** 황소자리, 사자자리, 물병자리
- **행성 요소 :** 태양
- **계절 요소 :** 여름
- **아로마 노트 :** 베이스 노트
- **에센셜 오일 :** 수지에서 용매 추출법을 사용한다. 방향제 및 고정제로 사용된다.
- **어울리는 배합 :** 알로즈우드, 버건디 피치, 카시아, 계피, 클로브, 칼하무스, 코팔-블랙, 유향, 구굴(guggul), 히비스커스, 쥬니퍼, 라벤더, 매스틱, 머스크 씨, 몰약, 오포낙스, 팔로 산토우드, 패출리, 로즈, 사프론, 스파이크나드, 스타아제, 스토리즈, 스타아제.

월계수 잎(Laurel Leavesr)

개요 : 월계수 잎은 녹나무과, 도금양과 식물의 잎이 '월계수 잎'으로 불리며 요리에 쓰인다. 잎은 녹색을 띠며, 말린 잎의 경우에 강한 향과 쓴맛이 난다. 말리지 않은 생잎은 향이 강하지 않다.

월계수의 작은 나무는 널리 사용되는 조밀한 상록 관목으로 잎에 에센셜 오일이 풍부하다. 향료, 아로마테라피 및 의약품에 사용된다. 월계수는 치유의 신인 아폴로와 관련이 있다. 고대 그리스에서 월계수 잎은 운세와 행운을 위해 사용되었다. 고대 올림픽의 우승자들은 월계수 화환을 머리 위에 얹었다. 월계수 잎은 고대 그리스에서 감염과 질병으로부터 보호하기 위해 훈증 소독이나 정화용으로 사용되기도 하였다.

- **식물계통 :** 로라과(Lauraceae)
- **동의어 :** Bay, bay laurel, sweet bay
- **원산지 :** 지중해 지역, 현재 중국, 이스라엘, 레바논, 터키, 유고슬라비아, 러시아, 이탈리아, 프랑스 등에서 재배됨

- **이용 부분** : 말린 잎
- **아로마 성질** : 신선하고, 강하고, 달콤하고, 맵고, 따뜻한 캠포어(camphor) 촉감
- **정서적 속성** : 강화, 감각 확장
- **사용 용도** : 식자재, 향수, 아로마테라피, 향료. 잎은 소스, 수프, 스튜, 디저트에 사용된다. 감초, 무화과, 조미료, 고기 제품 및 리큐어(liqueurs)를 위한 향료
- **요리 용도** : 잎은 소스, 수프, 스튜 및 디저트에 사용. 감초, 무화과, 조미료, 육류 제품 및 리큐어(Liqueurs)의 향료이다.
- **약효** : 쓴맛, 각성제, 소화 개선, 식욕부진, 산통, 가스, 소화불량, 비듬, 류머티즘, 염좌, 멍 등을 치료하는 데 쓰인다.
- **4대 요소** : 공기
- **기원 요소** : 치유, 보호, 인식, 평화, 행운, 꿈
- **별자리 요소** : 쌍둥이자리, 게자리, 사자자리, 궁수자리
- **행성 요소** : 달, 금성
- **계절 요소** : 봄
- **아로마 노트** : 탑 노트
- **에센셜 오일** : 증류법으로 잎에서 추출한다. 로렐 리프 오일(Laurel Leaf Essential Oil) 로렐 베리 앱솔루트(Cashmere Laurel Berry absolute)가 생산된다.
- **어울리는 배합** : 유향, 히솝, 주니퍼 베리, 랩 다넘, 라벤더, 솔잎, 로즈마리, 세이지 데저트 등

패출리(Patchouli)

개요 : 패출리의 무겁고 강한 향은 수세기 동안 향수에 사용되었으며 최근에는 향, 방충제 및 대체 의약품에 사용되고 있다. 패출리는 따뜻한 열대성 기후에서 잘 자란다. 직사광선이 없는 더운 날씨에 잘 번성한다. 물 부족으로 시들어도 비나 물을 뿌려주면 빠르게 회복된다. 인도에서 패출리는 나방을 퇴치하기 위해서 귀한 옷과 카펫에 사용된다. 인도의 유명한 캐시미어 솔

(shawl)은 패출리 오일로 향을 낸 나무 용기에 보관하여 섬세한 향을 유지하게 한다. 아랍인들은 성지순례를 할 때 많은 양의 패출리를 가져와 전염병을 예방하기 위해 매트리스와 베개에 채워 넣어 사용했다.

패출리 오일과 향은 주로 1960년대와 1970년대 미국과 유럽에서 인기가 급상승했으며, 이는 주로 수십 년간의 히피 운동의 결과였다.

- **식물계통** : 꿀풀과(Lamiaceae)
- **동의어** : patchouly, Pogostemon patchouli
- **원산지** : 인도, 인도네시아, 말레이시아 원산, 현재 아시아 전역에서 재배
- **이용 부분** : 향을 만들기 위해 에센셜 오일을 사용한다. 패출리는 오래된 오일이 더 좋다. 발효된 말린 잎은 직접 태우면 악취가 난다. 말린 패출리 잎은 향로에 적합하며 열강도와 불꽃과의 거리를 잘 조절하면 타지 않게 훈향 할 수 있다.
- **아로마 성질** : 깊고, 풍부하고, 강렬하고, 달콤하고, 맵고, 나무형 발사믹(woody balsamic)
- **정서적 속성** : 정화, 이완, 강화, 감각, 수면
- **사용 용도** : 향수, 아로마테라피, 방향제, 크림, 로션, 오일, 세면도구 등
- **요리 용도** : 패출리 잎은 허브차를 만드는 데 사용되어왔다. 어떤 문화권에서는 패출리 잎을 야채로 먹거나 양념으로 사용한다. 구취 청정제 및 상업용 식품 산업에도 사용된다.
- **약효** : 이뇨제 역할을 하고 열을 내리고 소화를 개선하며 구토를 조절한다. 신경계에 강장 작용과 진정작용을 모두 하는 진정 효과가 있는 수렴성, 살균작용을 하는 따듯한 기운의 약초이다.
- **4대 요소** : 흙
- **기원 요소** : 보호, 번영
- **별자리 요소** : 황소자리, 처녀자리, 염소자리, 물병자리
- **행성 요소** : 토성
- **계절 요소** : 가을, 겨울

- **아로마 노트** : 베이스 노트
- **에센셜 오일** : 스팀 증류법으로 에센셜 오일이 만들어진다. 잎의 세포벽은 증류하기 전에 먼저 파열해야 한다. 이는 고열의 증기로 제어된 약한 발효를 통해 이루어지거나 잎을 더미로 쌓아 양생함으로써 이루어진다. 에센셜 오일은 시간이 지날수록 훨씬 좋아진다.
- **어울리는 배합** : 벤조인, 보르네올 녹나무, 창포, 계수나무, 삼나무, 정향, 아이리스, 라벤더, 사향 씨, 쑥, 몰약, 육두구, 솔잎, 대황, 장미잎, 감송, 발레리안 루트, 베티버, 네롤리, 베르가못, 제라늄 등

몰약(Myrrh)

개요 : 몰약은 작은 낙엽수와 관목의 코미포라과(Commiphora)에 속한다. 몰약의 고무 수지는 나무줄기의 잘린 나뭇가지와 절개부에서 채취하여 고체로 건조시킨다. 고대부터 향을 혼합하여 기도와 명상을 고취하고 정신을 강화하고 활력을 불어넣기 위해 사용되어왔다. 몰약은 동방박사가 예수의 탄생 때 가져온 향료로 성경에 기록되어 있다. 현대 학자들은 성경에 기록된 몰약은 현재 우리가 사용하는 고체 형태가 아니고 나무에서 갓 짜낸 액체나 껍질을 끓인 액체라고 주장한다.

- **식물계통** : 버세라과(Burseraceae)
- **동의어** : Commiphora molmol, bola, bisabol, myrrha
- **원산지** : 오만, 예멘, 인도, 소말리아, 수단, 에티오피아, 에리트레아
- **이용 부분** : 고무 수지(Oleo gum resin)
- **아로마 성질** : 깊은 맛, 풍부한 맛, 따뜻한 맛, 흙맛, 쓴맛, 발사믹 맛, 약간 달고 매운 맛, 초본 맛
- **정서적 속성** : 강화, 이완, 명상, 감각, 수면에 도움, 클렌징 / 정화
- **사용 용도** : 향료, 아로마테라피, 샴푸, 피부크림, 로션 등에 사용
- **요리 용도** : 알려진 현대적 요리 용도는 없음

- **약효** : 수렴성, 방부제, 경련 방지제, 각성제 및 강력한 진통제 특성. 잇몸 질환 및 구강
  궤양, 월경 및 순환 문제, 상처, 타박상, 종기 및 욕창 등을 치료하는 데 사용
- **4대 요소** : 물
- **기원 요소** : 치유, 영성, 보호
- **별자리 요소** : 게자리, 전갈자리, 물병자리, 처녀자리, 황소자리
- **행성 요소** : 달
- **계절 요소** : 여름, 겨울
- **아로마 노트** : 베이스 노트
- **에센셜 오일** : 스팀 및 하이드로 증류로 에센셜 오일을 추출한다. 레진 노이드(resinoid)
  는 알코올 또는 용매 추출을 사용하여 만들어진다.
- **어울리는 배합** : 앰버, 벤조인, 창포, 계수나무, 개박하, 계피, 카모마일, 코팔 블랙, 정
  향, 용뇌향, 엘레미(elemi), 유향, 갈랭갈(galangal), 갤버넘(galbanum), 홍채 뿌리, 라
  벤더, 마조람, 사향 씨앗, 오크모스, 오니차(onycha), 오포낙스(opoponax), 팔로산토
  (palosantowood), 패출리, 로즈, 샌드락(sandarac), 감송향, 스타 아니스, 소합향 등

히솝(Hyssop)

개요 : 히솝(Hyssop)을 우리나라의 우슬초(牛膝草)로 잘못 알고 있는 경우가 있다. 우리나라
의 우슬초는 비름과이고 여기서 소개하는 히솝은 라미과이다. 우리나라의 야생에 자라는 우슬
초는 뿌리를 약으로 사용하며 근골을 튼튼하게 하고 콩팥 기능을 높여주는데 사용한다. 히솝은
작은 꽃이 빽빽하게 나 있는 반 상록 관목으로 의약 및 요리 목적으로 수백 년 동안 사용되었
다. 히브리인은 신성한 식물로 간주하고 그리스인과 로마인은 정화 속성으로 존중했다.

- **식물계통** : 라미과(Lamiaceae)
- **동의어** : 알려진 바 없음.
- **원산지** : 지중해 지역, 중앙 및 남유럽, 중앙 및 서아시아, 북아프리카

- **이용 부분** : 마른 잎, 줄기 및 꽃
- **아로마 성질** : 따뜻함, 강력함, 약간 날카로움, 달콤함, 매운맛, 초 본향
- **정서적 속성** : 정화, 크렌징
- **사용 용도** : 향수, 아로마테라피
- **요리 용도** : 수프, 샐러드, 콩과 고기 요리의 맛을 내는데 사용된다. 말린 잎은 차를 만드는데 사용된다. 기름은 프랑스의 수도원에서 만들어지는 증류주 샤르트루즈(Chartreuse)의 쓴맛과 이탈리아 리큐르주(liqueurs)의 맛을 내는데 사용된다.
- **약효** : 수렴제, 거담제, 항염증제, 기관지염, 호흡기 및 요로감염 및 혼잡, 열병, 가스, 산통, 신경 피로, 타박상 등을 치료하는 데 사용한다.
- **4대 요소** : 불
- **기원 요소** : 보호, 번영
- **별자리 요소** : 궁수자리
- **행성 요소** : 목성
- **계절 요소** : 여름, 가을
- **아로마 노트** : 미들 노트
- **에센셜 오일** : 스팀 증류법으로 추출한다. 일부 국가에서 법적 규제를 받는다.
- **어울리는 배합** : 월계수, 삼나무, 라벤더, 로즈마리, 세이지 데저트, 세이지 화이트 등

개박하(Catnip)

개요 : 박하의 일종으로 개박하라고도 부르지만 캣닙(Catnip)으로 더 많이 알려져 있다. 영문명 'Catnip'에서 알 수 있듯이 고양이를 술에 취한 것처럼 행동하게 만드는 식물로 알려져 있다. 개박하에 들어있는 '네페타락톤(Nepetalactone)'이라는 성분 때문에 고양이들이 개박하를 접하는 순간 술에 취한 것처럼 행동한다. 다행히 고양이 몸에는 해롭지 않다.

생잎보다는 말린 개박하가 네페타락톤의 성분 함량이 더 높다. 고양이를 좋아하는 사람 중에는 개박하를 집에서 기르는 경우도 있다. 고양이에게 해롭지도 않고 고양이가 좋아하기 때문이

다. 인센스를 위해 정원이나 화분에 의도적으로 심은 것이라면 고양이로부터 보호해야 남아날 수 있을 것이다. 고양이를 위해 말린 개박하가 들어간 장난감, 개박하 향이 배어있는 스크래치 판 등 관련 상품들이 많이 출시되고 있다. 개박하는 레몬 계열의 향이 난다. 모기가 개박하 주변에서 죽어 있는 것을 볼 수 있는데 향으로 피워도 효과가 있다.

- **식물계통** : 라미과(Lamiaceae)
- **동의어** : Citriodora, Calamintha, catmint, lemon catnip
- **원산지** : 유럽, 남서부 및 중앙아시아
- **이용 부분** : 마른 잎
- **아로마 성질** : 톡 쏘는 듯한, 강렬한 초본, 장뇌 향, 레몬류의 신선함, 우디향, 풍부하고 달콤한 매운 속삭임
- **정서적 속성** : 감각적, 사랑, 행복, 창의성
- **사용 용도** : 인센스, 고양이용 제품
- **요리 용도** : 차를 만들 때 사용되며 샐러드, 소스, 스튜 등에 사용된다.
- **약효** : 항균제, 경련, 열을 내리고, 경련을 완화시키며, 땀을 내게 하며, 구충 및 진정 효과가 있다. 발열성 질환, 불면증, 설사, 배탈, 두통, 칸디다, 치질, 류머티즘과 관절염 등을 치료하는데 사용된다.
- **4대 요소** : 물
- **기원 요소** : 우정
- **별자리 요소** : 천칭자리, 물고기자리
- **행성 요소** : 금성
- **계절 요소** : 여름
- **아로마 노트** : 미들 노트
- **에센셜 오일** : 향수에는 사용되지 않으나 압출법으로 추출한다. 캣닙 오일은 고양이, 퓨마 및 기타 야생 동물의 효과적인 유인제로 사용되며 들냥이의 미끼 제조에 사용된다.
- **어울리는 배합** : 보르네올 캠퍼어, 카르다맘, 유칼립투스, 홍채 뿌리, 몰약, 장미, 샌달우

드, 통카 콩 등

정향(Clove)

개요 : 정향은 작은 가지가 무성한 클로브 나무의 꽃봉오리를 말린 것이다. 햇볕에 말린 꽃봉오리는 식민지 시대에 아주 귀한 향신료이자 주요 식민지 탈취 목적 중 하나였다. 꽃봉오리는 마를 때까지 분홍색이며 건조 후 갈색으로 변한다. 새싹에는 독특한 향을 내는 유제놀이라는 화학물질이 들어있다. 정향 무역은 2000년 전부터 중국, 인도, 로마제국까지 거슬러 올라간다.

정향은 불교의 7대 주요 향료 중의 하나이며 매우 강한 명상 활성화를 돕는 것으로 알려져 있다.

- **식물계통** : 미르타과(Myrtaceae)
- **동의어** : Eugenia caryophyllata
- **원산지** : 몰 루카스 제도(스파이스 제도), 인도네시아, 마다가스카르, 탄자니아(잔지바르), 코모로 제도
- **이용 부분** : 꽃봉오리
- **아로마 성질** : 강렬함, 매운맛, 따뜻함, 약간 시큼한 과일 향, 상쾌함
- **정서적 속성** : 강화, 사랑
- **사용 용도** : 향수, 포푸리(perfumery), 포만더(pomanders), 향료 및 치약에 널리 사용
- **요리 용도** : 꽃봉오리는 음식과 음료, 향료에 널리 사용된다. 입냄새용 청정제로 씹기도 한다. 백포도주에 향을 가미한 베루무트(Vermouth), 인도 및 인도네시아에서 담배의 향으로 사용
- **약효** : 위장염 및 장내 기생충, 치통 및 벌레 물림 치료에 사용된다. 전통 한의학에서는 정향을 신장 강장제로 사용하여 통증을 완화하고 메스꺼움, 구토, 오한 및 발기 부전을 치료한다. 강력한 소독제 기능이 있다.
- **4대 요소** : 불
- **기원 요소** : 보호, 영성, 인식, 번영

- **별자리 요소** : 양자리, 전갈자리, 물고기자리, 궁수자리
- **행성 요소** : 목성
- **계절 요소** : 여름
- **아로마 노트** : 미들 노트
- **에센셜 오일** : 증류추출법. 향수에 널리 사용된다.
- **어울리는 배합** : 알로우스드, 보르네올 캠포어, 벤조인, 카시아, 계피, 프랑켄향, 구굴, 라벤더, 몰약, 사향씨, 육두구, 오포낙스, 파튤리, 대황, 장미, 샤프란, 샌달우드, 스파이크나드, 스타아니즈, 스토락스, 톨루밤, 바닐라 등

붓꽃 뿌리(Iris Root)

개요 : 아이리스는 붓꽃을 일컫는다. 아이리스라는 이름은 그리스 신화 속 무지개의 여신인 이리스에서 따온 것으로, 헤라 여신이 충복 이리스에게 내린 '축복의 숨결이 땅으로 떨어져 핀 꽃'이라고도 한다. 우리말 붓꽃은 꽃봉오리가 먹을 묻힌 붓과 같이 생겼다 하여 붙여진 이름이다. 잎은 난처럼 얇고 길게 뻗으며, 꽃은 푸른색 내지는 보라색이다. 밝은 색으로 개량한 종은 자주색으로도 보인다. 줄기는 휘지 않고 곧게 자라며, 키는 1m를 채 넘지 못하는 아담한 크기이다. 아이리스 속은 방대하며 약 300종의 다년생 식물로 구성되어 있다.

아리리스 말린 뿌리를 사용하는 것은 고대 이집트, 그리스 및 로마에서 사용된 기록이 있다. 대부분의 아이리스 종은 약용 및 향료를 위해 재배되고 있다.

- **식물계통** : 이리다과(Iridaceae)
- **동의어** : Orris root, Dalmatian Iris
- **원산지** : 동부 지중해
- **이용 부분** : 건조된 뿌리
- **아로마 성질** : 따뜻하고, 달콤하고, 꽃이 만발한 보라색과 같은 향기와 과일향
- **정서적 속성** : 사랑, 감각적, 정화, 강화, 기도

- **사용 용도** : 향수에 귀중한 고정제. 포푸리(perfumery) 등에 널리 사용
- **요리 용도** : 청량음료 및 껌의 맛을 내기 위해 사용된다.
- **약효** : 이뇨제 및 거담제, 기침 점액 및 설사, 상처 치료에 사용
- **4대 요소** : 물
- **기원 요소** : 정신력, 인식
- **별자리 요소** : 물고기 자리
- **행성 요소** : 금성
- **계절 요소** : 봄
- **아로마 노트** : 미들 노트
- **에센셜 오일** : 향수와 포푸리의 고정제로 사용한다. 에센스 오일은 오리스 버터(Orris Butter 또는 Orris Concrete)로 알려진 절묘한 향을 만드는 유명한 향수 재료 중 하나이다. 순수한 향을 추출하기 위해 매우 긴 과정을 거치고 믿기 어려울 정도로 비싸다. 순수한 천연 에센스 오일은 희귀하여 대부분 합성 오일로 대체된다.
- **어울리는 배합** : 보르네올 캠포어, 카시아, 캣닙, 삼나무, 계피, 구굴, 라브다넘, 몰약, 오포낙스, 팔로산토 나무, 파출리, 장미, 샤프란, 샌달우드, 스타 아니스, 강황, 베버, 오렌지 껍질 등

스타 아니스(Star Anise)

개요 : 스타 아니스는 대회향 또는 팔각(八角)으로 불리던 우리나라에서도 사용하던 전통 향료이다. 중국 남서부에 자생하는 작은 나무에서 별 모양의 열매를 맺는다. 동양에서는 여러 용도로 쓰였으나 서양에서는 가장 덜 연구된 향료 중의 하나다. 얼얼한 맛과 감초와 같은 향이 사탕과 음식의 맛을 내는데 주로 쓰이며 한방 약재로도 쓰인다. 스타 아니스는 호흡을 상쾌하게 하고 소화를 돕기 위해 식사 후에 생으로 먹기도 한다.

- **식물계통** : 아리카과(Illiciaceae)

- **동의어** : Chinese anise
- **원산지** : 중국 남서부, 베트남, 인도 등
- **이용 부분** : 별 모양의 열매(건조 과일)
- **아로마 성질** : 강렬함, 달콤함, 감초 향
- **정서적 속성** : 창의적, 편안함, 감각적, 수면, 유머 감각 향상
- **사용 용도** : 향수, 아로마테라피
- **요리 용도** : 설익은 과일은 소화를 위해 씹기도 하며 입 냄새를 제거한다. 카레, 커피, 리큐어, 청량음료, 음식 및 사탕의 향료로 사용된다. 중국과 베트남 요리의 "오향분말"의 재료로 쓰이며 동남아에서 냄새나는 요리에 주로 쓰인다.
- **약효** : 폐울혈, 근육경련, 소화불량, 복통, 기침을 치료한다. 항진균 및 항균 특성. 과도한 복용량 또는 사용은 높은 함량의 아네톨(Anethole)로 인해 떨림이나 경련을 유발할 수 있다.
- **주의** : 마취 성분이 있어 혈액순환이 느려질 수 있다. 민감성 피부염을 일으킬 수 있다.
- **4대 요소** : 공기
- **기원 요소** : 행운, 인식
- **별자리 요소** : 물고기자리, 궁수자리
- **행성 요소** : 목성
- **계절 요소** : 봄
- **아로마 노트** : 탑 노트
- **에센셜 오일** : 스팀 증류법으로 씨앗과 과일에서 추출한다. 오일은 실온에서 고형화된다. ※ 이 오일은 시스 아네톨(Cis-Anethole) 및 기타 합성 아네톨의 존재로 인해 인체에 해로울 수 있는 합성 아네톨이 유통되는 경우가 있다. 많이 알려진 신뢰할 수 있는 제조사 제품을 사용하거나 피부 테스트를 통하여 독성을 확인하여야 한다.
- **어울리는 배합** : 알로에스우드, 벤조인, 보르네올 장뇌, 창포(calamus), 계수나무, 계피, 정향, 유향, 갈랑갈, 구글, 홍채뿌리, 라벤더, 사향 씨앗, 몰약, 오포파낙스, 솔잎, 대황, 장미, 백단향, 강황 등.

Incense

7

인센스 만들기

7장은 인센스를 만드는 방법과 작업 과정에 관한 내용이다.

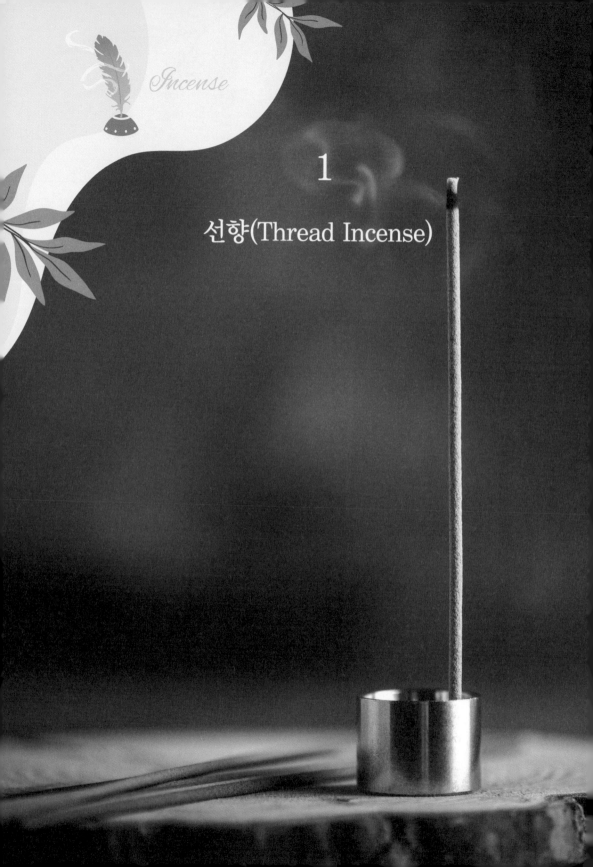

Incense

1
선향(Thread Incense)

우리나라에서 흔히 접하는 인센스가 선향이며 가장 기본이 되는 향이다. 보통 제례 때 사용하거나 종교시설에서 흔히 볼 수 있는 향이다. 만드는 방법은 재료를 혼합하고 반죽을 한 뒤 추출기에 넣고 짜거나 손으로 밀어 한 가닥씩 만드는 방법이 있다. 이는 인도식 둡(Doop)과 만드는 과정이 동일하다. 국수 굵기냐 떡볶이 굵기냐의 차이일 뿐이다. 쉬우면서도 어려운 작업이 선향이다.

선향은 인센스 분말을 사용한다. 인센스 분말은 물 또는 도우 베이스를 부어 반죽 후 만드는 작업이 가능하다. 유향과 같은 고급 재료를 직접 분말로 만들어 활용하기도 하지만 대부분은 목재 분말에 향 오일을 입혀 사용한다. 향 오일의 성분과 조향에 따라 고가의 천연 재료를 사용한 향과 비슷한 효과를 낼 수도 있다. 여기서는 '화이트 인센스 베이스'와 '프러그런스 오일'을 사용하여 선향을 만들어 보도록 한다. 향을 입힐 때 각자 취향에 맞는 향 오일을 선택하도록 하며 특정 향료를 언급하지는 않을 것이다. 대부분의 재료는 젤캔들샵(www.gelcandleshop.co.kr)에서 구매 가능하다.

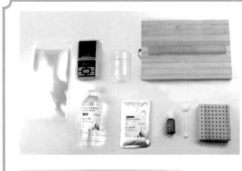

재료
인센스 화이트 베이스(선향, 죽향용) 50g, 물(도우 베이스) 65ml, 프러그런스 오일 30ml, 오일 베이스 30ml

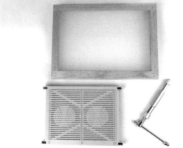

도구
선향 추출기, 저울, 계량컵, 반죽용 그릇, 도우 베이스(또는 물), 밀대, 나무 도마 스테인리스 쟁반, 비닐봉지

1 계량하기

인센스 화이트 베이스, 도우 베이스(또는 물)을 계량한다. 향을 입히는 작업은 건조 후에야 가능하지만 향 오일의 준비와 혼합은 미리 계량하여 준비해 놓는다. 일부 지역에서는 반죽에 향 오일을 혼합하기도 하는데 건조가 늦어지고 중간에 끊어지는 현상이 나타나기도 한다. 되도록 건조시킨 후 향을 입히는 것을 추천한다.

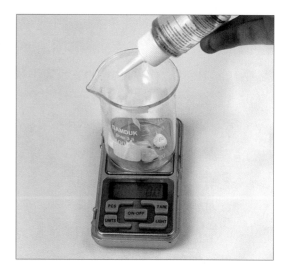

2 반죽하기

반죽은 분말과 도우 베이스(물)를 기본 1:1로 혼합한다. 분말의 점도와 작업의 편의성을 위해 1:1.2~1.5의 비율도 가능하며 개인의 성향에 따라 융통성 있게 조절한다. 물은 천천히 조금씩 부어주며 물이 부족할 것 같다는 생각이 들어도 기준량 이상의 물을 첨가하지 않아야 좋은 품질을 유지한다.

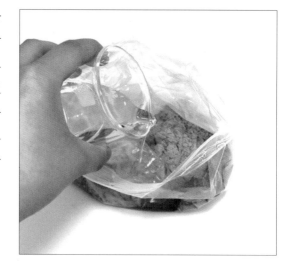

3 반죽 뭉치기

분말이 물로 인해 엉기면 비닐봉지에 담고 단단히 뭉쳐질 때까지 손으로 쥐어짜며 주물러준다. 아무리 손 힘이 좋아도 밀대 없이 손 반죽으로는 양질의 인센스는 만들지 못한다. 적당히 뭉친다는 느낌으로 반죽을 한 다음 밀대로 밀어 점도를 높인다. 비닐봉지 대신 그릇을 사용하여 치대듯 뭉친 후 밀대를 사용하여도 된다.

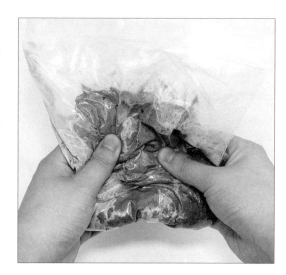

4 반죽 밀기

분말이 적당히 엉겨붙어 덩어리 형태를 띠게 되면, 봉지에서 꺼내어 밀대를 통해 칼국수 만들듯이 밀어준다. 이때 반죽이 점도와 탄력을 갖게 되므로 여러 차례 접어가며 힘차게 밀어준다. 반죽을 만졌을 때 탄력이 느껴지면 멈춘다.

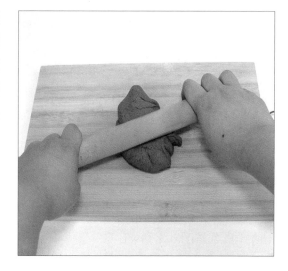

5 선향 뽑아내기

추출기에 반죽을 넣고 핸들을 돌려 선향을 국수처럼 뽑아낸다. 추출기는 되도록 튼튼한 것을 사용한다. 인센스 반죽은 점도가 높고 단단하여 약한 추출기는 손상되기 쉽다.

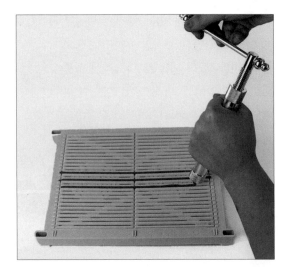

한번에 여러 가닥의 선향이 뽑아져 나오는 추출기의 경우 서로 달라붙지 않을까 걱정을 하는데 그저 걱정일 뿐이다. 잘 만들어진 반죽은 달라붙지 않는다.

완성된 선향을 한 가닥씩 분리하여 일직선으로 건조대 위에 말린다. 이때 되도록 최대한 일직선이 되도록 유지해야 하지만 수작업으로 소량씩 만드는 경우 직선을 유지하기가 쉽지 않다. 또한 일직선을 유지한다 해도 건조 과정에서 휘어지는 경우가 발생하니 수작업에서는 너무 일직선에 매달리지 않는 것이 정신건강에 이롭다.

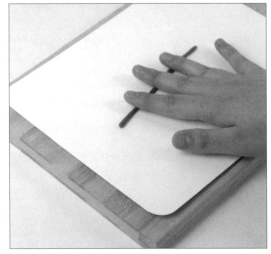

추출기 없이 손으로 만들 경우는 반죽을 2~3g 정도 떼어내어 나무판자에 올린 다음 손 바닥과 손가락을 적절히 이용하여 가늘게 국수처럼 만든다.

※ 선향의 표면이 매끄럽지 않고 거친 것은 반죽이 너무 되거나 점성이 떨어진 것이다.

6 건조하기

건조는 채반에 위에 올려 건조한다. 허브 계열의 분말은 서늘한 그늘에 하루를 숙성시키고 나서, 통풍이 잘되는 그늘에 하루 이상 더 말려야 향의 풍미가 높아진다. 인센스 분말 베이스의 경우 건조 조건에 따라 다르기는 하지만 자연 건조 시 보통 하루 이상이 소요된다. 건조기를 이용할 경우 선향의 굵기에 따라 차이는 있지만 보통 70도에서 3시간 정도면 건조된다. 선향은 10% 내외의 수분 함량이 적당하다.

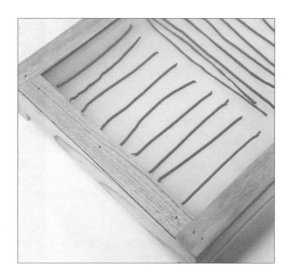

7 향 오일 입히기

건조가 끝나면 향 오일과 향 오일 베이스를 6:4의 비율로 섞어 선향에 향 오일이 골고루 스며들게 한다. 보통은 유리관이나 눈금 실린더를 이용하여 10분 이상 담가 둔다.

향 오일에 젖은 선향은 부러지기 쉬우므로 조금씩 여러 차례 향을 입혀 향이 부러지지 않도록 주의한다. 스프레이를 이용할 경우 비닐봉지에 넣고 충분히 향이 스며들도록 고르게 분사한다.

향을 입힌 후 충분히 건조하여 선향의 강도를 유지하여야 하며 그늘에서 자연 건조하는 것이 좋다.

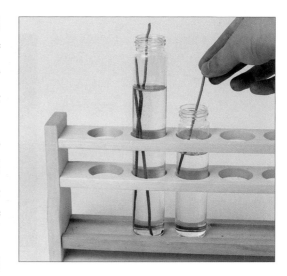

8 보관하기

보관은 적당한 상자나 비닐에 담아 서늘하고 그늘진 곳에 보관한다. 너무 습한 장소나 직사광선이 있는 장소는 피한다.

완성된 인센스는 3개월 이내에 사용할 것을 권장한다. 보관 기간이 길어 향이 많이 손실된 경우 다시 향 오일을 입히거나 스프레이로 향을 분사하여 지속 기간을 늘린다.

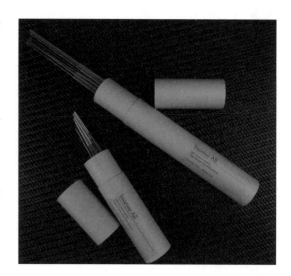

 소품용 방향제로 사용하는 죽향

죽향은 방향제와 장식용 소품으로의 활용이 가능하다. 향을 입힌 후 유리컵이나 화병에 꽂아 두면 디퓨저가 된다. 여러 색상을 조화롭게 펼쳐 꽂아도 되고 한 가지 색으로도 화려한 향기 나는 조형물이 될 수 있다. 향이 날아가면 다시 향을 입혀 반영구적으로 향을 지속시킬 수 있으며 때에 따라 하나씩 뽑아 태워도 된다. 향을 입히기가 귀찮다면 스프레이를 이용하여 향 오일을 조금씩 뿌려 두면 오랫동안 향을 머금어서 훌륭한 소품용 방향제가 된다.

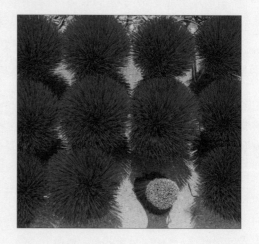

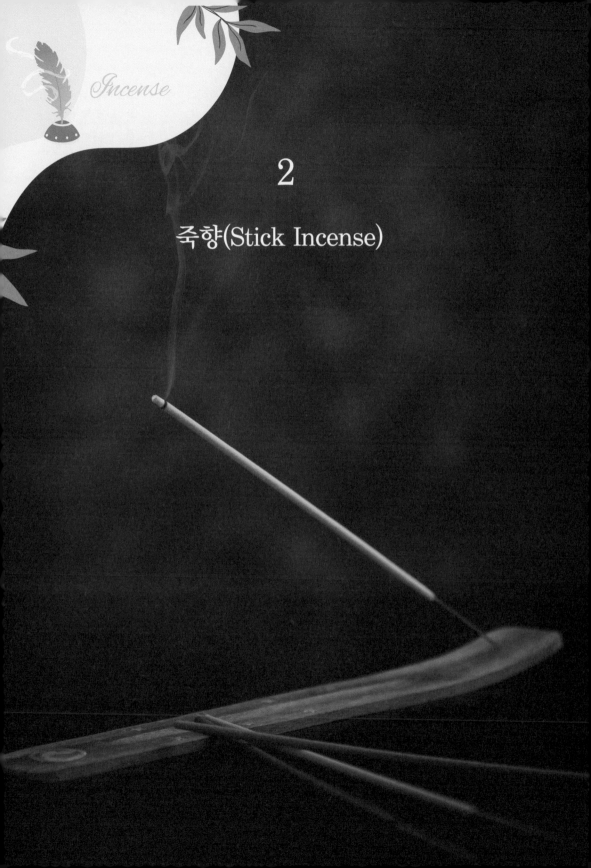

2

죽향(Stick Incense)

아가바띠(Aagrbatii)로 대표되는 대나무 심이 들어가는 향이다. 대부분의 국가에서 보편적으로 사용하는 향의 형태이다. 보통 지름 1.2~1.5mm 길이 20~30cm의 대나무 심을 사용한다. 우리나라에서는 보통 1.3mm×200mm를 주로 사용한다. 대나무 심이 너무 굵으면 작업은 쉽지만 대나무 타는 냄새로 품질이 떨어진다. 죽향을 만드는 방법은 선향과 비슷하며 반죽을 대나무에 입히기 위해 약간 질게 하고 점도를 높인다.

인센스 반죽을 대나무 심에 감는 작업이 처음에는 어렵게 느껴지지만 여러 번 반복하다 보면 자신만의 요령이 생긴다. 인센 분말은 화이트 인세스 베이스를 사용한다. 선향용 인센스 베이스가 아니고 직접 만든 분말인 경우는 바인더 파우더를 10~12% 첨가한다. 바인더 파우더의 양이 많으면 만들기는 수월 하지만 향 오일을 많이 머금지 않고 건조 시간이 길어진다.

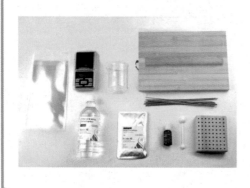

재료
인센스 화이트 베이스(선향&죽향용) 50g,
도우 베이스(또는 물) 65ml,
프러그런스 오일 30ml,
향 베이스 20ml(향 오일:오일 베이스=6:4)

도구
대나무 심, 저울, 계량컵, 반죽용 그릇,
물(또는 도우 베이스), 밀대, 나무도마, 건조대

1 죽향 반죽하기

반죽은 인센스 베이스와 물(도우 베이스)를 기본 1:1.3으로 섞어 준다. 분말의 점도와 작업의 편의성을 위해 1:1.5까지의 비율도 가능하다. 제조사의 표준을 참고하여 반죽한다. 반죽에 앞서 약간의 분말을 남겨 놓아 너무 질게 되었을 경우 추가로 첨가하거나 손에 달라붙지 않게 손에 묻히는 용도로 사용한다. 반죽은 밀대를 사용하여 탄력 있게 만든다. 경험이 쌓이면 자신만의 반죽 느낌이 생기게 된다.

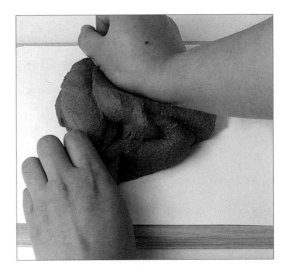

2 대나무 심에 반죽 입히기

죽향은 나무 재질의 바닥판을 사용하는 것이 좋으며 흔들리지 않게 고정되어 있어야 작업이 쉽다. 판 위에는 남은 분말을 올려놓고 손에 달라붙을 때마다 발라준다. 대나무에 반죽을 입히는 방법은 조금씩 다르기는 하지만 약 2~3g 내외의 반죽을 왼쪽에서 오른쪽으로 대나무 심을 감싸주며 밀어 나간다.

반죽이 너무 질면 바닥에 달라붙어 대나무 심에 감기지 않고 너무 되면 부서지거나 대나무 위에서 겉돌게 된다. 약간 질은 감이 있는 반죽이 대나무 심에 감기가 편하다. 시행착오와 경험을 요구하는 작업으로 많이 만들어 보면 감각으로 잘 감기는 반죽을 알 수 있다.

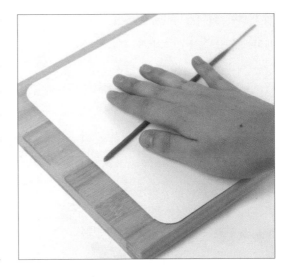

3 건조하기

인센스 베이스를 사용한 죽향의 건
조는 그늘, 햇볕, 건조기 등 어떠한 방법
을 사용해도 무방하다. 그저 말리기만 하
면 된다. 다만 급하게 열을 가해 말리면
갈라지거나 부서질 수 있으니 주의한다.

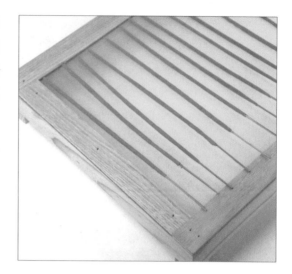

4 향 오일 입히기

건조가 끝나면 향 오일과 향 오일
베이스를 6:4 또는 7:3 등의 비율로 섞어
향 오일에 푹 젖을 정도로 담가준다. 향
노트를 참고하여 적당한 비율의 향 오일
배합을 찾도록 한다.

다른 방법으로는 붓을 사용하여 바르
거나, 눈금 실린더를 이용하거나, 접시
등 적당한 용기를 이용하여 손잡이를 제
외하고 전체를 담가준다. 어떠한 방법을
사용하든 향 오일이 스며들게 하는 것이
목적이다. 향을 입힌 후에는 그늘에서 자
연 건조를 한다. 건조 시간은 보통 하루
이상이 적당하다.

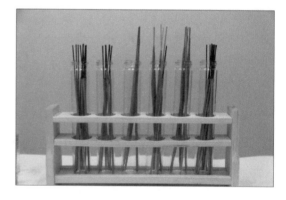

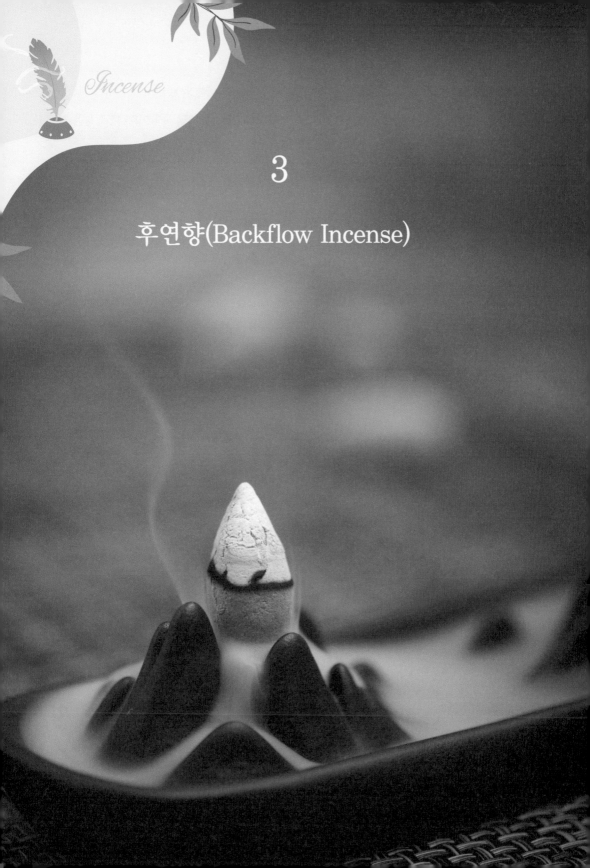

Incense

3

후연향(Backflow Incense)

후연향(Backflower Incense)과 뿔향(Incense Cone)은 만드는 방법이 동일하다. 후면에 구멍을 뚫어 향 연기가 아래로 흐르게 하면 후연향이고 위로 향하면 뿔향이다. 후연향은 대부분 인센스 분말을 사용한다.

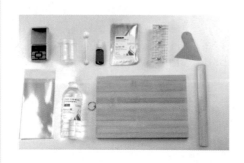

재료
인센스 화이트 베이스(뿔향, 후연향용) 50g,
물(도우 베이스) 65ml, 프러그런스 오일 30ml,
인센스 향 베이스 40ml

도구
몰드, 저울, 계량컵, 반죽용 그릇, 도우 베이스
(또는 물), 밀대, 나무 도마, 건조대, 250ml 비
이커 2개, 비닐봉지

1 반죽하기

인센스 베이스 분말 50g을 반죽용 그릇에 담는다. 도우 베이스(물) 65g을 붓고 분말이 뭉치도록 천천히 저어준다.

보통 분말 대비 물의 양은 1.3배를 표준으로 하지만 분말의 거칠기나 성분에 따라 경험치를 적용하여 융통성 있게 조절한다. 직접 제조한 분말인 경우는 바인더 파우더를 분말 대비 약 10% 정도 첨가한 후 도우 베이스로 반죽한다. 즉, 50g의 인센스 분말이면 5g의 바인더 파우더와 65g의 도우 베이스로 반죽한다.

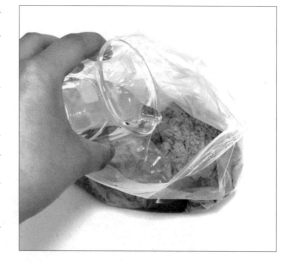

2 반죽 뭉치기

분말이 엉겨 붙으면 비닐봉지에 담고 단단히 뭉쳐질 때까지 손으로 쥐어 짜며 주물러 준다. 비닐에 담지 않고 뭉쳐도 상관은 없으나 분말이 날리지 않게 잘 뭉치려면 비닐에 넣고 뭉쳐야 수분 증발도 막고 손에 덜 묻어 재료의 낭비를 막을 수 있다.

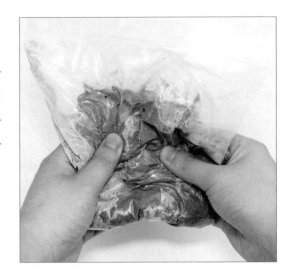

3 반죽 밀기

분말이 적당히 엉겨 붙어 덩어리 형태를 띠게 되면 밀대로 고르게 펴가며 밀어준다. 반죽이 적당한 점도와 탄력을 갖게 되면 비닐에서 반죽을 꺼내 밀기를 반복한다.

직접 제조한 분말의 경우 입자가 거칠어 반죽의 탄력이 떨어질 수 있다. 이때는 1~1.5% 정도의 바인더 파우더를 추가로 반죽에 뿌려 탄력을 유지한다. 탄력이 없어도 뿔향(후연향)을 만들 수는 있지만 너무 빠르게 연소하거나 갈라질 수 있다.

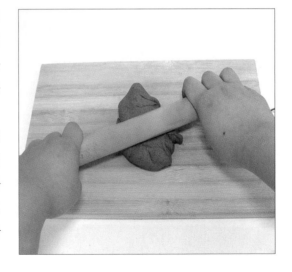

4 모양 만들기

완성된 반죽에서 약 3g 정도의 반죽을 떼어내어 타원형의 총알이나 뿔 모양으로 빚는다. 너무 오래 주무르면 손의 열기로 수분 증발이 빠르게 되어 갈라지는 현상이 발생할 수도 있다. 최대한 빠르게 원뿔 모양을 만든다. 몰드를 사용하는 경우는 반죽을 손바닥을 이용하여 떡볶이 떡처럼 둥글게 만든 후 몰들에 밀어 넣고 압력을 가해 찍어낸다.

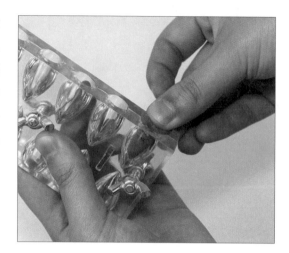

5 구멍 뚫기

뿔향과 후연향의 차이는 연기의 방향이다. 뿔향은 연기가 위로 흐르고 후연향은 연기가 아래 방향으로 흐른다.

후연향은 아래 뾰족한 도구를 이용하여 가운데 구멍을 뚫어 주면 연기가 굴뚝처럼 타고 내려온다. 되도록 원뿔 가까이로 깊게 찔러 넣어야 점화 후 바로 연기가 아래쪽으로 흐르게 된다. 뿔향으로 사용할 경우 구멍 뚫는 작업이 필요 없다.

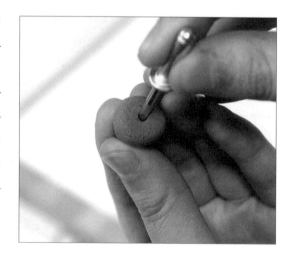

6 건조하기

건조는 채반에 위에 올려 건조한
다. 모든 인센스의 건조는 바닥 면에 통
풍이 잘 되도록 해야 한다. 그렇지 않은
경우는 건조 시간이 길어지게 된다.
건조기에서 건조할 경우 80℃에서 3시간
정도 소요된다.

자연 건조의 경우 계절에 따라 다르기
는 하지만 보통 3일 정도의 시간이 필요
하다. 건조 조건은 햇볕이든 그늘이든 관
계없이 통풍이 잘되는 곳이면 된다.

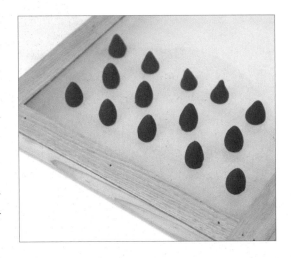

7 향 오일 입히기

비커에 프러그런스 오일 30ml와
인센스 향 베이스 40ml를 붓고 잘 저어
준다. 건조된 후연향(뿔향)을 10분 이상
담근 후 비어있는 다른 비커에 건져낸다.
다시 10분 정도 기다려 오일이 완전히
스며들면 건조대에 올려 건조한다.

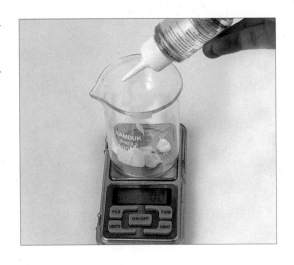

8 보관하기

보관은 적당한 상자나 용기에 담아 서늘하고 그늘진 곳에 보관한다. 너무 습한 장소나 직
사광선이 있는 장소는 피한다. 바로 사용할 것이 아니라면 향을 입히지 않은 상태로 보관하고 향
을 입힌 경우에는 1개월 이내에 사용하는 것이 좋다.

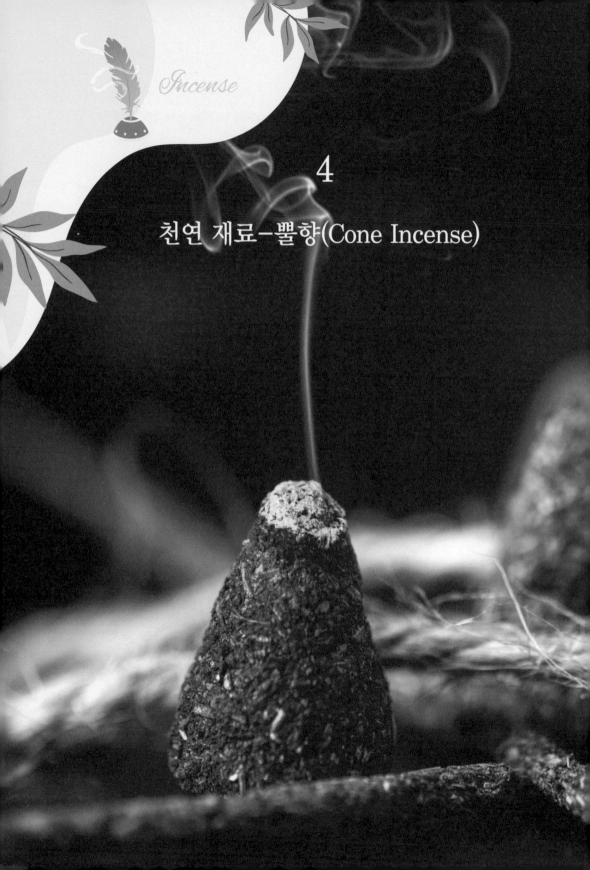

Incense

4

천연 재료-뿔향(Cone Incense)

건조한 허브 계열의 향 재료를 레시피에 따라 준비한다. 의도한 향의 목적에 따라 재료의 기능과 첨가량을 기록한다. 향을 자주 만들 계획이라면 각 향료의 출처와 사용량을 기록하고 필요에 따라 사진을 찍고 메모를 한다. 에센스 오일이나 버닝 파우더 같은 첨가제와 글루 파우더와 같은 결합제는 사용하는 주재료의 성분과 양에 따라 다르므로 의도한 목적과 용도에 따라 기록하고 결과를 피드백하여 데이터로 보관한다. 여기서는 정신을 맑게 하는 천연 재료를 이용한 뿔향을 만들어 보도록 한다.

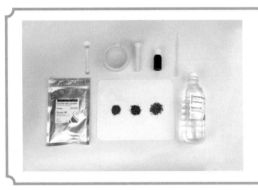

재료
라벤더 3g, 세이지 2g, 쑥 2g,
바인더 파우더 1g, 도우 베이스 9g,
프랑킨센스 E.O

도구
막자사발, 저울, 계량 스푼, 스포이드

1 재료 준비하기

막자사발를 이용하여 선택한 향재료를 갈고, 빻고, 분쇄한다. 직접 선정한 신선한 재료를 가공하는 것도 인센스를 만드는 즐거움이자 중요 과정이다. 분말을 만들기 위해서는 가급적 수동 도구를 사용하기를 권장한다. 준비 과정에서 막자사발이나 그라인더에서 버려지는 양을 계산하여 되도록 여유 있게 준비를 한다.

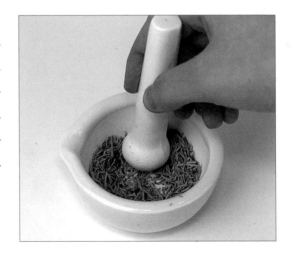

2 재료 혼합하기

재료가 준비를 마쳤으면 분말을 계량하여 혼합한다. 막자사발은 하나의 재료를 분쇄한 후 새로운 재료를 분쇄할 때 매번 청소를 하지 않아도 된다. 결과적으로 모든 재료를 혼합하는 과정을 거치게 되어 소량의 분말이 남아 있어도 크게 영향을 끼치지 않는다.

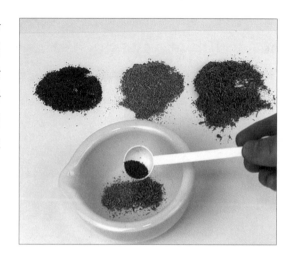

3 첨가제 및 결합제

천연재료만으로는 만든 인센스는 보통은 잘 타지 않는다. 재료 총양의 5%~10%의 숯을 첨가하거나 3%의 버닝 파우더를 혼합하여 연소를 돕는다. 쑥은 연소가 잘 이루어지는 몇 안 되는 재료 중 하나이다. 또한 반죽용 도우 베이스에는 연소를 돕는 산화제 성분이 들어있다. 재료의 결합제로 바인더 파우더를 재료양의 10% 정도 첨가한다.

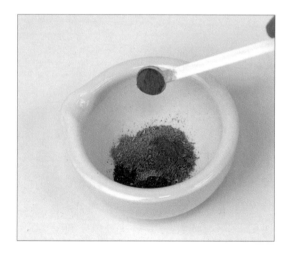

4 에센스 오일 첨가

건조한 소량의 향 재료로 원하는 향을 내기가 어렵다. 농축된 에센스 오일을 2~3방울 떨어트리면 향의 강도가 높아지고 의도한 향을 표현할 수 있다. 에센스 오일은 향 재료와 동일한 오일을 선택하거나 향 재료에 포함하고 싶은 향 오일을 첨가한다.

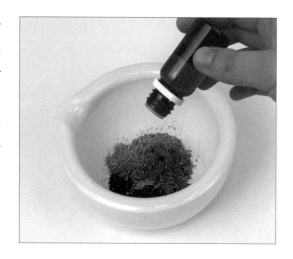

5 반죽하기

막자사발로 만든 분말은 인센스 베이스에 비해 많이 거칠어 쉽게 뭉쳐지지 않는다. 앞서 설명한 대로 바인더 파우더 10%를 첨가하여 도우 베이스로 반죽한다. 잘 뭉쳐지지 않는 경우에는 바인더 파우더를 조금씩 추가하여 손으로 재료를 집었을 때 뭉쳐질 정도로 조절한다.

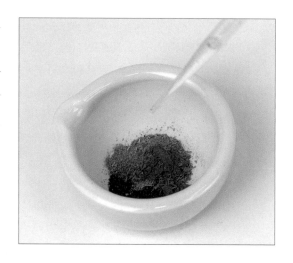

6 뿔향 만들기 & 건조하기

천연재료는 몰드로 성형하기가 어렵다. 손으로 원뿔형으로 빚는 것이 자연스럽고 천연향의 운치가 살아 있다.

건조는 건조대에 올려 통풍이 잘되는 그늘에서 충분한 시간을 두고 말린다. 재료의 성분에 따라 건조 시간이 다르며 보통은 3일 이상을 건조하게 된다.

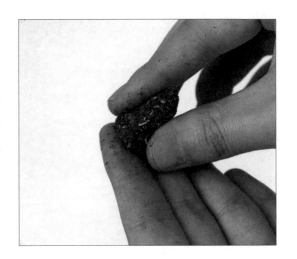

향 재료의 가공

허브와 향 재료를 가공하는 데는 여러 가지 방법이 있다. 갈기, 빻기, 다지기 등 어떠한 방법을 사용하는가에 따라 인센스의 효과가 달라진다. 그라인더, 초퍼, 막자사발은 재료에 충격을 가하게 되어 열을 발생시킨다. 향 분자는 뜨거워질수록 휘발성이 강해진다. 열은 향 분자를 쉽게 탈출하게 하며 반응성이 커지고 변질이 쉬워진다. 향 재료의 본래 풍미를 오래 보전하기 위해서는 향 재료와 도구를 미리 차게 해서 되도록 낮은 온도로 가공을 해야 한다. 허브로 음식을 할 때는 얇게 썰면서 다량의 공기를 끌어들이게 되는데, 공기 중의 산소는 향을 변화시킨다. 반면에 허브를 유발에 넣고 막자로 찧으면 공기와의 접촉을 최소화할 수 있다.

가공된 향 재료에 산소의 접촉이 주는 한 가지 긍정적인 효과는 일정 시간이 지나면서 자연 발효에 의해 향취가 깊어지는 것이다. 물론 모든 재료가 다 숙성으로 그윽한 향취를 풍기는 것은 아니다. 어떠한 향 재료가 숙성으로 깊은 향취를 갖는지는 과제로 남긴다.

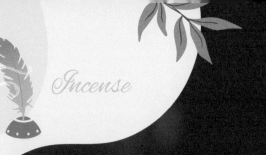

Incense

5

느슨한 형태의 허벌 인센스

느슨한 자연 형태의 허벌 인센스는 허브 계열의 향 재료로 분쇄 후 향로를 이용하여 훈향하는 전통 방식의 향이다. 숯이나 버닝 파우더를 이용하여 태우기도 하고 자연 발화로 훈향하기도 한다. 단순히 향을 즐기기 위해 이용하기도 하지만 의도된 레시피를 작성하여 향의 기능적인 측면을 목적으로 사용되기도 한다.

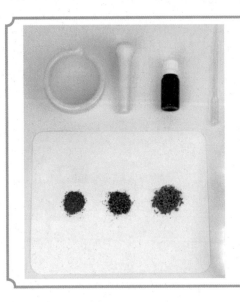

재료
패츌리 3g, 바질 2g, 로즈마리 2g,
라벤더 5방울, 로즈마리 2방울

도구
막자사발, 저울, 계량 스푼, 스포이트

향 디자인
수면에 도움이 되는 향으로 편안한 느낌의 인센스를 만든다. 건조된 패츌리, 바질, 로즈마리를 혼합하고 에센스 오일을 첨가하여 발항력을 높인다.

1 재료 계량 및 준비

- ◆ 베이스 노트 : 패츌리 3g
- ◆ 미들 노트 : 바질 3g
- ◆ 탑노트 : 로즈마리 2g
- ◆ 에센스 오일 : 라벤더 5방울, 로즈마리 2방울

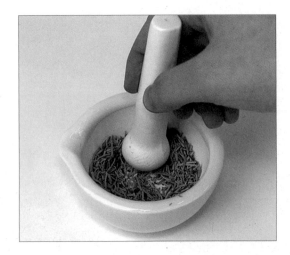

2 분쇄 및 혼합

◆ 막자사발에 패출리, 바질, 로즈마리를 계량하여 담고 부드럽게 분쇄한다.

◆ 분쇄가 완료되면 에센스 오일을 첨가후 잘 섞어준다.

◆ 비닐봉지에 향료를 넣고 향 오일이 스며들도록 10분간 기다린다.

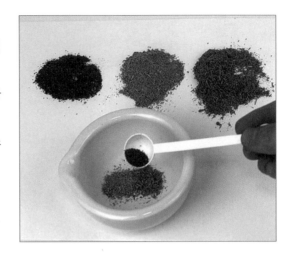

3 훈향하기

향로에 숯을 넣고 점화한다. 일정 시간 기다려 숯의 표면이 하얗게 변하면 준비된 향료를 올린다. 숯의 표면이 하얗게 될 때까지 기다리는 이유는 화력이 강하면 향료에 불이 붙기 때문이다. 숯불이 약해졌을 때 향료를 올려야 향연을 즐길 수 있다.

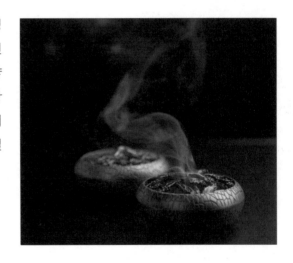

4 남은 허벌 인센스 보관하기

느슨한 형태의 허벌 인센스는 되도록 남기지 말고 훈향 하는 것이 좋다. 남은 허벌 인센스는 밀폐된 용기에 넣고 서늘하고 어두운 곳에 보관한다. 이는 향 재료의 색과 향을 보존하는데 도움이 된다. 재료에 따라 숙성 과정을 거치며 향이 깊어지기도 한다.

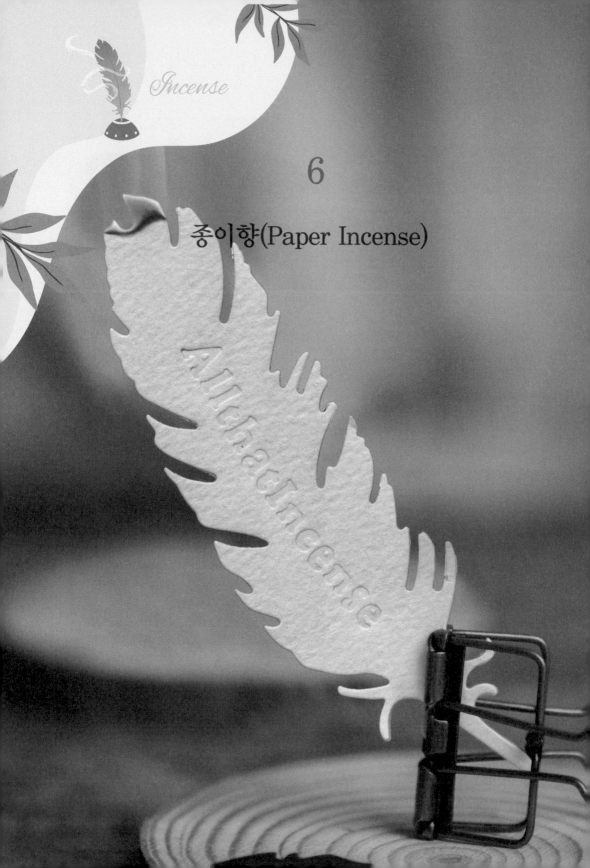

6

종이향(Paper Incense)

페이퍼 인센스(Paper Incense) 만들기

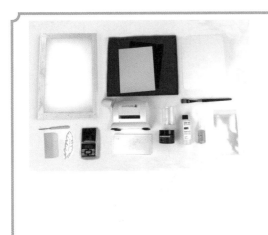

재료

컬러지, 한지, 인센스 페이퍼 베이스 50ml,
퍼퓸 베이스 10g, 에센스 오일 5g,

도구

페이퍼 커팅툴, 깃털 커팅 패드, 저울, 캔버스
(건조용), 쟁반, 미술 붓, 솔, 건조대, 칼, 가위,
종이컵

디자인

종이를 한지와 컬러지를 겹쳐 향의 지속력을
높이고 깃털 커팅 패드를 이용하여 깃털 모양
의 종이 인센스를 만든다.

1 종이 자르기

향지 처리된 종이를 페이퍼 컷팅
기의 사이즈에 맞게 자른다(커팅기의 아
크릴판 사이즈와 동일한 크기). 얇은 한
지를 두 장 붙여도 되고 두꺼운 종이일
경우 한 장으로 작업해도 된다. 또는 한
지와 일반지의 조합도 가능하다. 종이의
재질과 특성에 따라 융통성 있게 조절한
다. 자른 종이는 퍼퓸 베이스를 통해 4번
과정에서 접착시킨다.

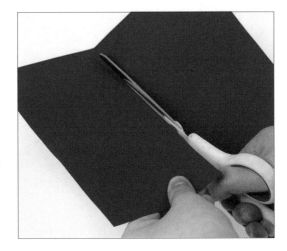

2 퍼퓸 베이스 계량 및 향료 계량

퍼퓸 베이스 10g과 원하는 향 오일 5g을 계량한다. 퍼퓸 베이스와 오일의 비율은 향 오일에 따라 다르다. 향 오일의 종류와 제조 회사에 따라 섞이는 정도와 점도가 차이가 있어 경험치를 토대로 적용해야 한다.

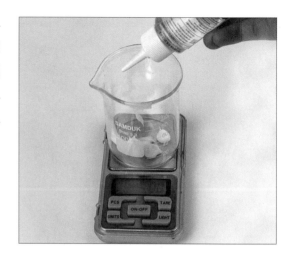

3 퍼퓸 크림 만들기

퍼퓸 크림을 붓이나 막대를 이용하여 떠먹는 요거트 정도의 묽기로 혼합한다.

향 오일의 종류와 제조사에 따라 크림화 정도가 다르므로 향 오일과 퍼퓸 크림을 가감하여 붓으로 바르기 무난할 정도의 묽기로 만든다. 크림과 오일이 따로 겉돌게 되면 향이 고르게 입혀지지 않고 종이가 반투명화 되니 주의한다.

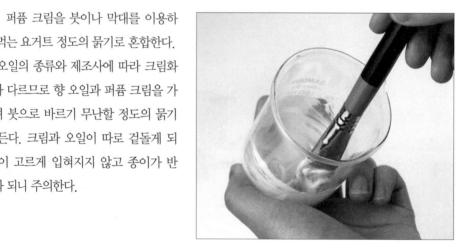

4 퍼퓸 베이스 도포하기

붓이나 스크레퍼를 이용하여 퍼퓸 크림을 향지에 빈틈없이 고르게 발라준다.

도포의 두께와 고른 정도에 따라 향의 품질이 달라진다. 최대한 고르게 꼼꼼히 작업한다. 종이와 종이의 접합은 이 과정에서 퍼퓸 크림을 풀이라고 생각하고 작업한다.

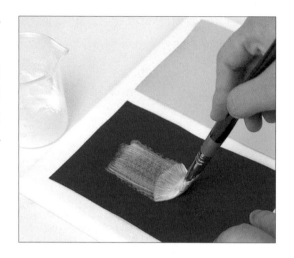

5 인센스 페이퍼 커팅하기

깃털 모양의 절단 칼날(Cutting Pad)로 압출하여 커팅한다. 남은 여백은 다른 모양의 칼날(Cutting Pad)을 배치하여 버려지는 향지를 최소화한다. 커팅 패드와 툴이 없는 경우 프린터로 인쇄하거나 손으로 그린 후 가위를 이용하여 커팅한다.

종이가 두꺼운 경우 롤링 작업을 2~3차례 반복하여 커팅이 원활히 이루어질 수 있게 한다.

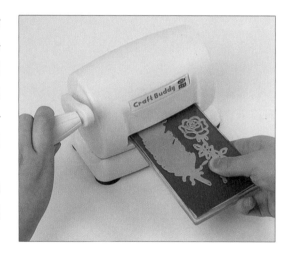

6 마무리 하기

컷팅패드에서 종이를 분리한다. 완전히 절단되지 않은 부분을 조심해서 떼어낸다. 잘 떨어지지 않을 경우에는 손톱 가위나 쪽가위를 이용하여 컷팅하고 마무리한다.

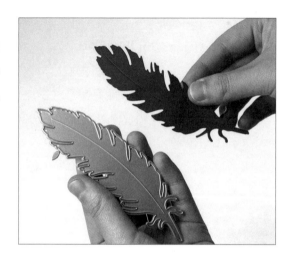

 ## 종이의 특성

- **종이의 구조**

  종이는 펄프로 만드는데 주성분이 셀룰로스이며 섬유층 사이에 미세한 공간이 있다. 셀룰로스는 다공질 물질로 이 공간의 틈은 보통 40~60%이며 보통 공기로 채워져 있으나 주위 환경에 따라 수분을 흡수하게 된다.

- **결 방향**

  대부분의 기계지는 가로, 세로 방향이 있다. 이는 종이를 제작할 때 기계를 사용하게 되어 나타난다. 기계에서 종이가 유출되는 방향이 세로 방향이고, 수직이 되는 방향이 가로 방향이다. 세로 방향은 가로 방향에 비해 인장강도가 크고 수축률, 습도에 대한 수축성이 작다.

- **표면과 이면(뒷면)**

  용해된 펄프를 금속망으로 뜨는 과정에서 종이의 뒷면은 장섬유가 많고 충전제가 적으며, 표면은 장섬유가 적고 충전제가 많아 뒷면보다 치밀하고 평탄하다. 이러한 차이는 마찰, 인쇄, 필기 등에 차이가 있으나 일반인은 거의 구분하지 못할 정도의 차이이다.

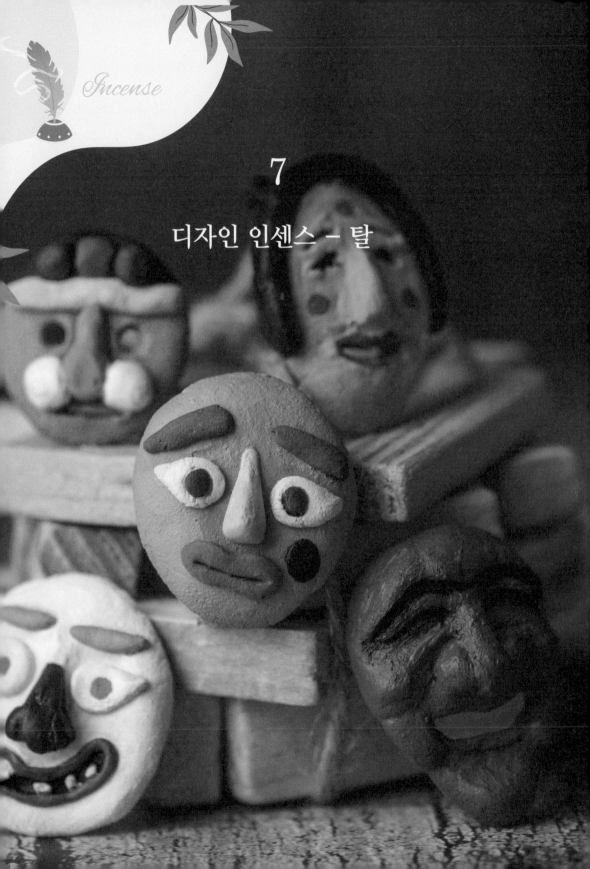

Incense

7

디자인 인센스 - 탈

디자인 인센스 – 탈

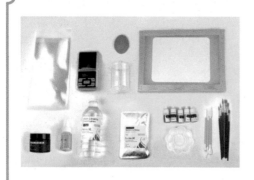

재료
인센스 화이트 베이스 30g,
인센스 도우 베이스 40g,
인센스 퍼퓸 베이스, 향 오일 15g,
계란 혹은 작은 구체(탈 작업용)

도구
저울, 비커, 반죽용 밀대, 건조대, 붓,
조소용 툴셋, 물감 팔레트.

디자인
인센스 분말을 반죽하여 탈을 만든 후 염료를
이용하여 채색한다. 탈을 테슬로 장식하여 차
량용 방향제로 사용하거나 가방에 매달고 다니
는 액세서리로 활용한다. 인센스 분말은 나무
재질로 가볍고 단단하여 아이디어에 따라 다양
한 향으로 만든 소품 제작이 가능하다.

1 계량하기

인세스 베이스와 도우 베이스를
계량하여 혼합한다. 훈향의 목적보다 액
세서리를 위한 용도라도 태웠을 때는 인
센스가 되어야 한다. 기본을 지키며 정확
히 계량한다.

◆ 인센스 분말 30g+도우 베이스(또는
물) 40g

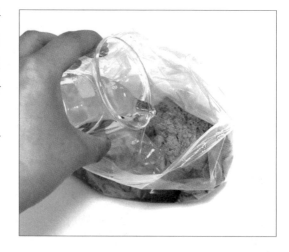

2 반죽하기

반죽은 뿔향과 비슷하다. 비닐봉지에서 분말을 덩어리지게 뭉치고 이후 밀대를 이용하여 지점토 정도의 탄력으로 반죽한다. 반죽 정도에 따라 분말과 도우 베이스로 수분과 점도를 조절한다.

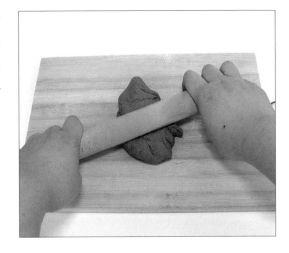

3 기본 모양 잡기

계란 또는 적당한 구체를 이용하여 탈의 기본 바탕을 만든다. 계란에 랩을 씌워 작업하면 쉽게 반죽과 분리 된다. 작업 중 반죽이 마르면 물을 붓으로 발라주어 적당한 수분을 유지하며 작업할 수 있다.

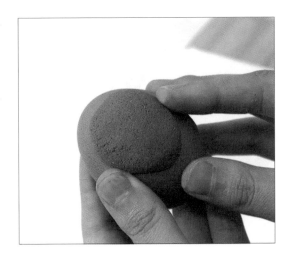

4 성형하기

조소용 툴셋이나 조각칼을 이용하여 탈의 윤곽과 얼굴 형태를 만든다. 안으로 파내는 음각과 밖으로 튀어나오는 양각을 조화롭게 구사하여 성형한다. 양각은 남은 반죽을 이용하거나 떨어져나온 반죽을 활용한다.

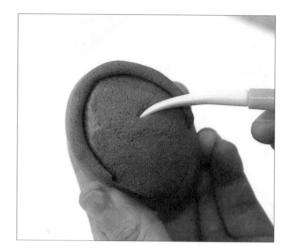

5 디테일 살리기

최대한 거친 부분이 없도록 이목구비를 다듬는다.

채색을 위해 건조 후 사포를 이용하여 매끄럽게 다듬는다. 건조는 통풍이 잘되는 그늘에서 해야 모양이 뒤틀리지 않는다.

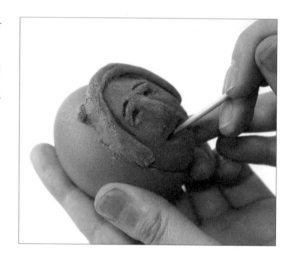

6 채색하기

성형 틀에서 탈을 빼서 건조한 후 붓을 이용하여 채색한다.

채색은 반죽에 염료를 섞어 탈을 작업하는 방법과 탈을 만들고 난 후 채색하는 방법이 있다. 탈의 종류와 디자인에 따라 선택한다.

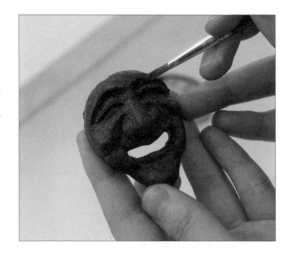

7 마무리

채색을 마치고 퍼퓸 베이스에 향 오일을 혼합하여 향을 입힌다. 탈의 뒷면에 향을 입히면 색이 묻어나지 않고 잘 스며든다. 향 오일과 퍼퓸 베이스를 혼합하여 붓으로 덧칠하듯 발라도 된다.

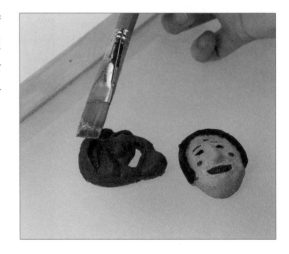

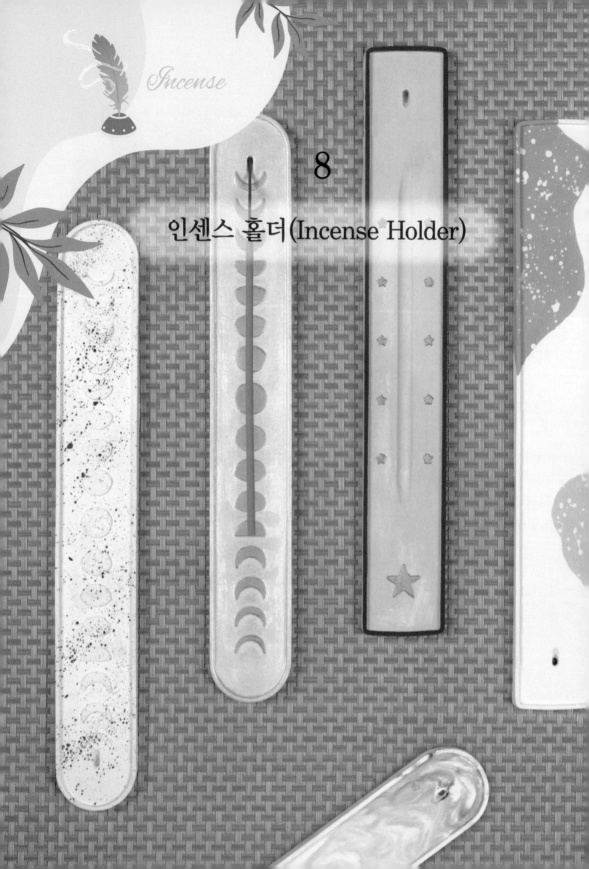

Incense

8

인센스 홀더(Incense Holder)

인센스 홀더(Incense Holder)

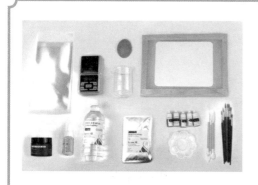

재료

(석고 또는 제스모나이트 중 선택)

1. 석고 50g, 물 16g, 에나멜 10g
2. 제스모나이트(Jesmonite AC100) 50g,
   경화제(AC100)13g

도구

인센스홀더 몰드, 저울, 보울, 헤라, 붓, 염료,
사포(No-400)

디자인

인센스 홀더를 몰드로 성형한 후 염료로 채색
한다.

1 계량하기(석고 또는 제스모나이트 중 택일)

◆ 석고 50

◆ 제스모나이트 50g

※ 제스모나이트는 주조물 전용 무용제로
석고에 비해 강도가 높다. 성형 방법은 석
고와 거의 같다.

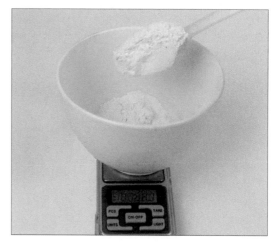

2 경화제

- ◆ 물(석고) 16g : 석고 대비 약 32%
- ◆ 제스모나이트(경화제) 13g : 제스모나
  이트 대비 약25%

※ 석고와 물의 비율은 제조사에 따라 약
간씩 다를 수 있다. 제스모나이트는 분말
과 경화제가 한 세트로 판매되며 표준량
은 분말 대비 25%이다.

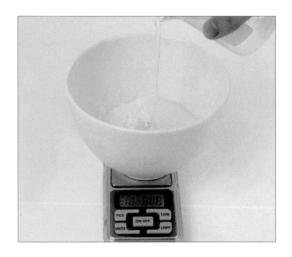

3 혼합하기

물 또는 경화제를 계량하여 붓고
헤라로 충분히 저어 분말이 뭉쳐 있지 않
도록 한다.

※ 석고의 경화를 빠르게 하려면 미지근
한 물을 사용하거나 마그네샤(석회)를
10% 정도 혼합한다.

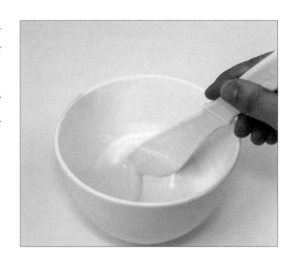

4 몰드에 부어 성형하기

◆ 몰드의 모양이 섬세한 경우 반죽이 스며
들지 않거나 공기로 인해 기포 자국이
생길 수 있다. 1차로 세세한 부분을 채
우고 몰드를 흔들어 충분히 반죽이 스며
들게 한 후 2차로 남은 부분을 채운다.

◆ 성형물은 충분히 건조된 후 몰드에서
탈형한다. 건조가 덜 된 경우 가늘고
긴 홀더의 특성상 부러질 염려가 있다.

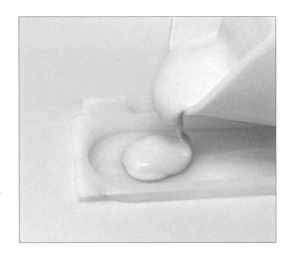

5 마무리하기

◆ 탈형 후 거친 부분은 사포로 매끄럽게
마무리한다. 사포는 400~800번이 적
당하다.

◆ 채색은 염료나 아크릴 물감 등을 사용
한 후 에나멜로 코팅을 한다.

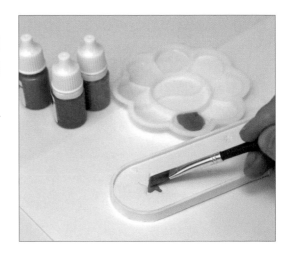

인센스 홀더 테라조 기법

테라조 기법은 석고 강화제를 혼합하여 석고의 강도를 높이고, 한 가지 이상의 컬러 색상을 석고와 혼합하여 다양한 디자인으로 인센스 홀더를 만드는 방법이다.

1 컬러칩용 석고 계량하기

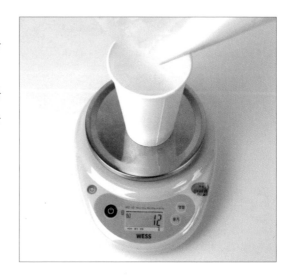

◆ 석고 20g, 정제수 6g, 무기안료(색상
   은 자유) 1.5g

※ 무기안료 대신 석고용 액체염료를 사
용하여도 된다. 염료의 양은 표현하려는
채도만큼 넣어주면 된다.

2 컬러 혼합하기

계량된 석고에 물과 안료를 넣은
후 혼합한다.

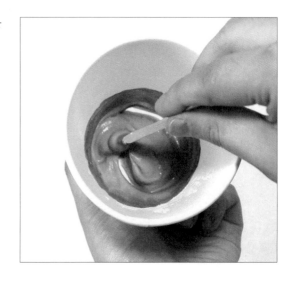

3 펴서 말리기

♦ 실리콘 매트나 필름지 위에 혼합된 칼
  라 석고를 넓게 펴서 말린다.
♦ 다양한 색상의 컬러칩을 원할 경우 지
  금까지의 과정을 반복한다.

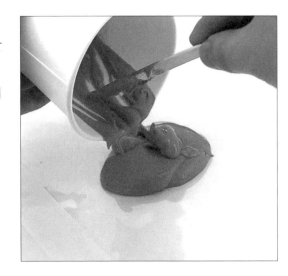

4 컬러칩 부수기

완전히 건조된 컬러칩 석고를 비
닐봉지에 넣고 적당한 크기로 부순다. 다
양한 색상으로 작업할 경우 부수는 작업
은 색상별로 각각 다른 비닐봉지에 넣고
작업한다.

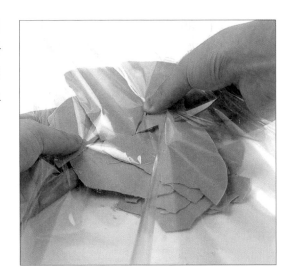

5 홀더용 석고 계량하기

석고 50g, 컬러칩 15g, 석고 강화
제 14g

※ 석고 강화제는 석고량의 최대 30% 정
도이다. 제조사마다 약간의 차이가 있으
니 제조사의 권장 사용비율을 따른다. 컬
러칩은 다 사용하지 말고 남겨 둔다.

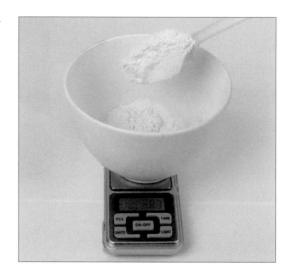

6 컬러칩과 석고를 골고루 혼합하기

석고 강화제를 붓기 전에 석고 분
말과 컬러칩을 골고루 섞어준 후 강화제
를 붓고 한 번 더 혼합한다. 너무 반죽이
되다고 생각되면 소량의 물을 부어 점도
를 맞춘다.

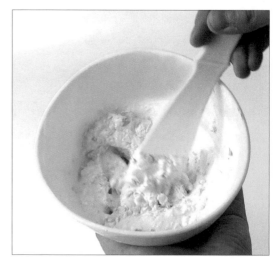

7 컬러칩 배열하기

몰드 위에 남겨 둔 컬러칩을 배열한 한다. 혼합 석고를 부었을 때 가장 눈에 띄는 전면부에 해당한다. 완성된 인센스 홀더를 생각하며 배열한다. 컬러칩과 석고를 혼합하기 전에 작업하는 것이 시간적인 여유가 있다.

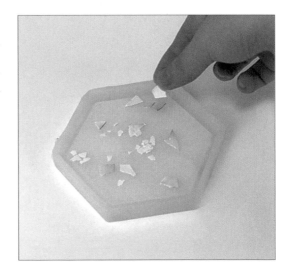

8 혼합 석고 붓기

혼한된 석고를 몰드에 붓는다. 배열된 컬러칩이 뭉치지 않도록 조심한다. 혼합 석고를 다 붓고 난 후 몰드를 가볍게 툭툭 쳐서 기포 없이 석고가 스며들게 한다.

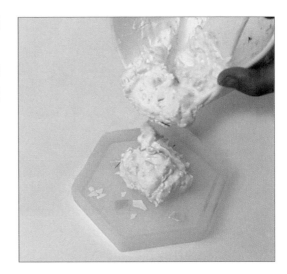

9 다듬기

석고가 굳은 후 몰드에서 탈거 후 완전히 건조한다. 사포로 거친 부분을 갈아 주며 컬러칩이 잘 보이도록 다듬는다.

수분이 남아 있는 경우 사포질이 원활하지 않으니 완전히 건조한 후 작업한다. 사포(400~800번)와 줄톱을 이용하여 깔끔하게 마무리한다.

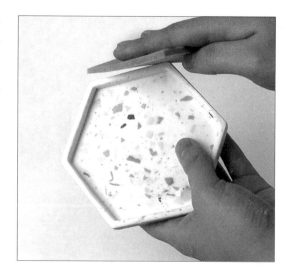

사포의 종류와 특징

사포(Sandpaper)는 모래 알갱이가 붙어있는 까칠까칠한 종이나 천으로 수공예에서 뭔가를 연마하거나 갈아 낼 때 사용한다.

- **천사포(Fabric sandpaper)**
  코팅 및 가공 작업을 거쳐 재질이 질기고 잘 찢어지지 않는다. 목적물이 단단하고 마찰력이 강한 경우 사용한다.

- **종이사포(Sandpaper)**
  천사포에 비해 잘 찢어지지만 쉽게 자르고 오려서 사용이 가능하다. 비교적 섬세한 작업을 할 경우나 목적물이 굴곡이 많고 마찰력이 강하지 않은 경우 사용한다.

- **사포의 거칠기**
  사포는 일정면적 안에 채워지는 모래알의 수를 의미한다. 모래 알갱이가 작을수록 같은 면적에 더 많이 들어가게 되어 숫자가 높을수록 입자가 곱다. 사포의 거칠기를 보통 "~방"으로 많이 불린다. 0~200번대는 거친 사포, 200~600번대는 보통 거칠기, 600번대 이후부터는 고운 사포로 불린다.

참고 자료

- "Incense". merriam—webster.com. Merriam—Webster. Retrieved December 23, 2019

- Gina Hyams; Susie Cushner (2004). Incense: Rituals, Mystery, Lore. Chronicle Books. ISBN 978—0—8118—3993—8

- Maria Lis—Balchin (2006). Aromatherapy science: a guide for healthcare professionals. Pharmaceutical Press. ISBN 978—0—85369—578—3

- Malcolm Harper (2010). Inclusive Value Chains: A Pathway Out of Poverty. World Scientific. p. 247. ISBN 9789814295000. Retrieved 4 August 2013

- Carl Neal (2003). Incense: Crafting & Use of Magickal Scents. Llewellyn Worldwide. ISBN 978—0—7387—0336—7

- Cunningham's Encyclopedia of magical herbs. Llewellyn Worldwide. 2000. ISBN 978—0—87542—122—3

- "Making Incense by David Oller". baieido—usa.com. Retrieved 2018—06—16

- Nielsen, Kjeld (1986). Incense in ancient Israel. p. 3. ISBN 978—9004077027

- Stoddart, D. Michael (1990). The scented ape: The biology and culture of human odour. Cambridge: Cambridge University Press. p.171. ISBN 978—0—521—37511—5

- "Blogger". accounts.google.com

- Foreign trade in the old Babylonian period: as revealed by texts from southern Mesopotamia. Brill Archive. 1960

- John Marshall (1996). Mohenjo Daro And The Indus Civilization 3 Vols. Asian Educational Services. ISBN 978—81—206—1179—5

- Stoddart, D. Michael (1990). The scented ape: The biology and culture of human odour. Cambridge: Cambridge University Press. p. 169. ISBN 978—0—521—37511—5

- Herrera, Matthew D. (2012). Holy Smoke: The Use of Incense in the Catholic Church Archived 2012—09—12 at the Wayback Machine (2nd ed.). San Luis Obispo: Tixlini Scriptorium. Page 1

- "官方網站" [Shang Xiang Si tak]. Incenseart.org.tw (in Chinese). 中華東方香學研究會 [Chinese Incense Art Association]. Retrieved 2016—07—20

- Adrienne Borden; Steve Coyote. "The Smudging Ceremony". Archived from the original on 2011—12—04. Retrieved 2007—12—02

- Herrera, Matthew D. Holy Smoke: The Use of Incense in the Catholic Church. San Luis Obispo: Tixlini Scriptorium, 2011. www.SmellsBells.com

- Andrea Büttner (28 Feb 2017). Springer Handbook of Odor. Springer. p. 79. ISBN 9783319269320.

- "Frankincense". etymonline.com

- "Frankincense". merriam-webster.com

- "Incense blending contents". ancientworlds.net. April 28, 2004. Archived from the original on June 14, 2011

- 고경식·김윤식, 《원색한국식물도감》(아카데미서적, 1988)

- "How to Make Incense". Scents-of-earth.com. Retrieved 2016-07-20

- Ian MacKinnon (30 July 2008). "Burning joss sticks 'as deadly as traffic fumes or cigarette smoke'". theguardian.com

- "Joss Define Joss at Dictionary.com". Dictionary.reference.com. Retrieved 2016-07-20.

- Harper, Douglas. "joss". Online Etymology Dictionary

- "Incense - United States". Orthodox Incense. 2013-08-12. Retrieved 2016-07-20

- Chen(陳), Ka-Yan(家恩), Joss Stick Manufacturing: A Study of a Traditional Industry in Hong Kong (PDF), sunzi1.lib.hku.hk

- "Making Incense". YouTube. 2006-12-18. Retrieved 2016-07-20

- Japanese-Incense. "Buddhist Incense - Sonae ko"

- "Incense Around The World". Vienna Imports

- Schafer, Edward H. (1963). The Golden Peaches of Samarkand, a Study of T'ang Exotics. University of California Press. p. 155

- Jonathan Mitchell; Christopher Coles (2011). Markets and Rural Poverty: Upgrading in Value Chains. IDRC. p.50. Retrieved 5 August 2013

- Malcolm Harper (2010). Inclusive Value Chains: A Pathway Out of Poverty. World Scientific. p. 249. etrieved 4 August 2013

- Mark Holmström (3 Dec 2007). South Indian Factory Workers: Their Life and Their World. Cambridge University Press. p. 16. ISBN 9780521048125. Retrieved 5 August 2013

- "Incense Sticks Manufacturers, Suppliers and Exporters | Moksh". Mokshagarbatti.com. 2014-06-20. Retrieved 2016-07-20

- B. Sudhakara Reddy (1 Jan 1998). Urban Energy Systems. Concept Publishing Company. p. 84. ISBN 9788170226819. Retrieved 5 August 2013

- Herrera, Matthew D. (2011). "Holy Smoke: The Use of Incense in the Catholic Church" (PDF). San Luis Obispo: Tixlini Scriptorium. Archived from the original (PDF) on 2012–09–12

- Silvio A. Bedini. "Time Measurement With Incense in Japan"

- Sanchez, David M. "10 Physical and Psychological Benefits Of Burning Incense". Tao de Wan. Retrieved 2019–02–12

- Alexander, Jane (2009). The Smudging and Blessings Book: Inspirational Rituals to Cleanse and Heal. Sterling Publishing Company, Inc. p.8

- Siao Wei See; Rajasekhar Balasubramanian; Umid Man Joshi (2007). "Physical characteristics of nanoparticles emitted from incense smoke". Science and Technology of Advanced Materials. 8 (1–2): 25–32. Bibcode:2007STAdM...8...25S. doi:10.1016/j.stam.2006.11.016

- Lin JM, Wang LH (September 1994). "Gaseous aliphatic aldehydes in Chinese incense smoke". Bulletin of Environmental Contamination and Toxicology

- "Burning incense linked to respiratory cancers". Reuters. 2008–08–25. Retrieved 2016–07–20

- Millar CI, Smith KT (2017). "Reconsidering the process for bow–stave removal from juniper trees in the Great Basin" (PDF). Journal of California and Great Basin Anthropology. 37 (2): 125–131

- McNeill, F. Marian (1961). "X Hogmany Rites and Superstitions". The Silver Bough, Vol.3: A Calendar of Scottish National Festivals, Halloween to Yule. Glasgow: William MacLellan. p. 113. ISBN 978–0–948474–04–0

- "patchouli". Merriam Webster Dictionary

- "Patchouli". Online Etymology Dictionary. Retrieved 10 December 2011

- "Extraction of Patchouli Essential Oil by Steam Distillation Process". Sumatrans Patchouli Essential Oil. Archived from the original on 2 October 2016

- Grieve, Maude (1995) A Modern Herbal [1]. 2007

- "What is Patchouli?". wisegeek.com

- Foster, Steven; Johnson, Rebecca L. (2006). Desk Reference to Nature's Medicine. Washington, D.C.: National Geographic Society. ISBN 978–0–7922–3666–5

- López–Sampson, Arlene; Page, Tony (20 March 2018). "History of Use and Trade of Agarwood" (PDF). Economic Botany. 72: 107–129

- Broad, S. (1995) "Agarwood harvesting in Vietnam" TRAFFIC Bulletin 15:96

- CITES (25 April 2005) "Notification to the Parties" No. 2005/0025 Archived 30 September 2007 at the Wayback Machine. (PDF). Retrieved on 22 July 2013

- Naef, Regula (March 2010). "The volatile and semi–volatile constituents of agarwood, the infected heartwood of Aquilaria species: a review". Flavour and Fragrance Journal. 26 (2): 73 – 87. doi:10.1002/ffj.2034

- Dinah Jung, The Value of Agarwood: Reflections upon its use and history in South Yemen, Universitätsbibliothel, Universität Heidelberg, 30 May 2011, (PDF) p. 4

- International Journal of Pharmaceutical and Life Sciences, ISSN 2305–0330, Volume 2, Issue 1: January 2013)

- International Journal of Pharmaceutical and Life Sciences, ISSN 2305–0330, Volume 2, Issue 1: January 2013)

- Li, Tana (1998) Nguyễn Cochinchina: southern Vietnam in the seventeenth and eighteenth centuries, Southeast Asia Program Publications, Ithaca, New York, p. 79, ISBN 0–87727–722–2

- Palmer, A. Smythe (1882) Folk Etymology

- Panda, H. (1 January 2009). Aromatic Plants Cultivation, Processing And Uses. National Institute of Industrial Re. p. 182. ISBN 978–81–7833–057–0. Retrieved 8 October 2010

- Pusey, Edward Bouverie (1885) Daniel the Prophet: Nine Lectures, Delivered in the Divinity School of the University of Oxford Funk & Wagnalls, New York, p. 515, OCLC 5577227

- "Aguru" Archived 7 June 2010 at the Wayback Machine in Sanskrit Dictionary from Bhaktivedanta VedaBase Network

- Morita, Kiyoko (1999). The Book of Incense: Enjoying the Traditional Art of Japanese Scents. Kodansha USA. ISBN 978–4770023896

- Parfionovitch, Yuri; Dorje, Gyurme and Meyer, Fernand (1992) Tibetan medical paintings: illustrations to the Blue beryl treatise of Sangye Gyamtso (1653 – 1705) (English edition of Tibetan text & paintings) (2 volumes) Serindia, London, ISBN 0–906026–26–1

- Burfield, Tony (2005) "Agarwood Trading" Archived 1 April 2010 at the Wayback Machine The Cropwatch Files, Cropwatch

- Branch, Nathan (30 May 2009) "Dawn Spencer Hurwitz Oude Arabique (extrait)" Archived 6 September 2012 at Archive.today (fashion and fragrance reviews)

- Thứ Hai (9 April 2006) "kỳ nam và trầm hương" Tuổi Trẻ Online. Tuoitre.com.vn. Retrieved on 22 July 2013

- Persoon, G.A. "Agarwood: the life of a wounded tree". IIAS Newsletter. IIAS, Leiden. 45 (2007): 24–25.

- Ng, L.T.; Chang Y.S.; Kadir, A.A. (1997). "A review on agar (gaharu) producing Aquilaria species". Journal of Tropical Forest Products. 2 (2): 272 – 285

- 조선 전기의 문신 강희안(姜希顔 : 1417~64)이 지은 원예기술서

- Zhang SD, Jin JJ, Chen SY, Chase MW, Soltis DE, Li HT, Yang JB, Li DZ, Yi TS. (2017). "Diversification of Rosaceae since the Late Cretaceous based on plastid phylogenomics". 《New Phytol》 214 (3): 1355 – 1367. doi:10.1111/nph.14461. PMID 28186635

- "Aquilaria filaria". Germplasm Resources Information Network (GRIN). Agricultural Research Service (ARS), United States Department of Agriculture (USDA). Retrieved 22 July 2013

- "Aquilaria hirta". Germplasm Resources Information Network (GRIN). Agricultural Research Service (ARS), United States Department of Agriculture (USDA). Retrieved 22 July 2013

- Lim, Teckwyn; Awang Anak, Noorainie (2010). Wood for the Trees: A review of the agarwood (gaharu) trade in Malaysia (PDF). Petaling Jaya: TRAFFIC Southeast Asia. p. 108

- Sunset Western Garden Book, 1995:606 – 607

- Hampe, Hampe; Petit, Re ´ my J. (2010). "Cryptic forest refugia on the 'Roof of the World'". New Phytologist. 185 (1): 5 – 7. doi:10.1111/j.1469–8137.2009.03112.x. hdl:10261/64089. PMID 20088971

- Ogren, Thomas (2015). The Allergy–Fighting Garden. Berkeley, CA: Ten Speed Press. pp. 131 – 133. ISBN 978–1–60774–491–7

- Chamber, J.C.; Vander Wall, S.B.; Schupp, E.W. (1999). "Seed and seedling ecology of pinon and juniper species in the pygmy woodlands of western North America". The Botanical Review. 65

- Adams, Robert. "Phytologia (April 2010) 92(1)" (PDF). Archived from the original (PDF) on 2011–07–21.

- Rawat, Yashwant S.; Everson, Colin S. (2012–10–01). "Ecological status and uses of juniper species in the cold desert environment of the Lahaul valley, North–western Himalaya, India". Journal of Mountain Science

- Belsky, A. Joy (1996). "Viewpoint: Western Juniper Expansion: Is It a Threat to Arid Northwestern Ecosystems?". Journal of Range Management

- Miller, Richard F.; Svejcar, Tony J.; Rose, Jeffrey A. (2000). "Impacts of Western Juniper on Plant Community Composition and Structure". Journal of Range Management

- Bombaci, Sara; Pejchar, Liba (2016). "Consequences of pinyon and juniper woodland reduction for wildlife in North America". Forest Ecology and Management. 365: 34 – 50. doi:10.1016/j.foreco.2016.01.018

- Gallo, Travis; Stinson, Lani T.; Pejchar, Liba (2016). "Pinyon–juniper removal has long–term effects on mammals". Forest Ecology and Management. 377: 93 – 100. doi:10.1016/j.foreco.2016.06.029

- "Eastern Red Cedar". MDC Discover Nature. Missouri Department of Conservation. Retrieved 15 July 2019

- "Cedars — Trees of Reed". Retrieved 15 July 2019

- Berge, Bjørn (2009). The Ecology of Building Materials (2nd ed.). Taylor & Francis. ISBN 978–1–85617–537–1

- "Final report on the safety assessment of Juniperus communis extract, Juniperus oxycedrus extract, Juniperus oxycedrus tar, Juniperus phoenicea extract, and Juniperus virginiana extract". Int J Toxicol. 20 (Suppl 2): 41 – 56. 2001. doi:10.1080/10915810160233758. PMID 11558640. S2CID 40114722

- Rice, Patty C., Amber: Golden Gem of the Ages, Author House, Bloomington, 2006 p.321

- Pliny the Elder [–79 CE], trans. John Bostock and Henry Thomas Riley, "Wines Drunk by the Ancient Romans", The Natural History [c. 77 CE], book 14, ch. 15. London: H.G. Bohn, 1855. 253. Available online at books.google.com/books?id=A0EMAAAAIAAJ&pg=PA253

- Caspar Neumann, William Lewis, The chemical works of Caspar Neumann, M.D.,2nd Ed., Vol 3, London, 1773 p.55

- Newnes, G., ed., Chambers's encyclopædia, Volume 9, 1959

- The Plant List. 2013. Version 1.1. Published on the Internet: http://www.theplantlist.org/. Accessed on February 24, 2014

- Klein, Ernest, A Comprehensive Etymological Dictionary of the Hebrew Language for Readers of English, The University of Haifa, Carta, Jerusalem, p.380

- "Species Information". www.worldagroforestrycentre.org. Archived from the original on 2011–09–30. Retrieved 2009–01–15

- "ICS–UNIDO – MAPs". www.ics.trieste.it. Archived from the original on 2011–08–09. Retrieved 2009–01–16

- Al Faraj, S (2005). "Antagonism of the anticoagulant effect of warfarin caused by the use of Commiphora molmol as a herbal medication: A case report". Annals of Tropical Medicine and Parasitology

- Tierra, Michael (June 3, 2019). "The Emmenagogues: Herbs that move blood and relieve pain: Myrrh". East West School of Planetary Herbology. Retrieved 2019–06–05

- Michael Moore Materia Medica

- Tillotson, A., Chrysalis Natural Medicine Clinic, Myrrh Gum (Commiphora myrrha) Archived 2007–06–14 at the Wayback Machine

- S.Wachsmann, (2008) "Seagoing Ships & Seamanship in the Bronze Age Levant" – Page 19

- Fritze, Ronald H. "New worlds: The great voyages of discovery 1400–1600". Sutton Publishing Limited, 2002, p. 25

- J. W. Eadie, J. P. Oleson (1986) "The Water-Supply Systems of Nabatean and Roman Ḥumayma", Bulletin of the American Schools of Oriental Research

- Morrow, Joh A. "Encyclopedia of Islamic Herbal Medicine". Jefferson, N.C.: McFarland, 2011, p. 145

- The visitor or monthly instructor. Religious Tract Society. 1837. pp. 35 - . Retrieved 9 May 2013

- Lamarck, Jean Baptiste Antoine Pierre de Monnet de & Candolle, Augustin Pyramus de. Synopsis Plantarum in Flora Gallica Descriptarum 331. 1806

- Linnaeus, Carl von. Species Plantarum 1: 473. 1753

- 최영전, 《《한국민속식물》》, 아카데미서적, 1997, 273쪽

- Traditional Bowyers Bible, Volume 2. Lyons Press. p

- Hope, Tom, & Gray, Alan, Grasses of the British Isles: BSBI Handbook No. 13, Botanical Society of the British Isles, 2009, p 311. ISBN 978-0-901158-42-0

- "BSBI List 2007". Botanical Society of Britain and Ireland. Archived from the original (xls) on 2015-01-25. Retrieved 2014-10-17

- 『삼국유사(三國遺事)』 을유문화사

- 「신라백지묵서화엄경」(황수영, 『미술자료』24, 국립중앙박물관, 1979

- 송인갑 '향나무에 깃든 우리나라 전통 향문화' pdf

- 주영승. 운곡본초도감, 우석대 한의대 본초학교실

- Krasińska, M.; Krasińska, Z. (2013). "Food and Use of the Environment". European Bison. Springer Berlin Heidelberg. pp. 157 - 179. doi:10.1007/978-3-642-36555-3_14. ISBN 978-3-642-36554-6.

- Sweetgrass Growing information. Redwood City Seed Company. http://www.ecoseeds.com/sweetgrass.html

- Hierochloe odorata (L.) P. Beauv., USDA PLANTS

- "NativeTech: Native American Uses for Sweetgrass". www.nativetech.org. Retrieved 2019-02-27

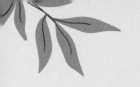
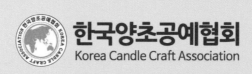

한국양초공예협회
Korea Candle Craft Association

한국양초공예협회는 디자인 및 재료에 관한 꾸준한 연구와 개발을 통해 다수의 기술 특허와 디자인 특허를 가지고 있으며, 교육프로그램 및 자격증 과정 관련 정부기관 등록을 통해 국내외의 공예 전문가를 배출하고 있습니다.

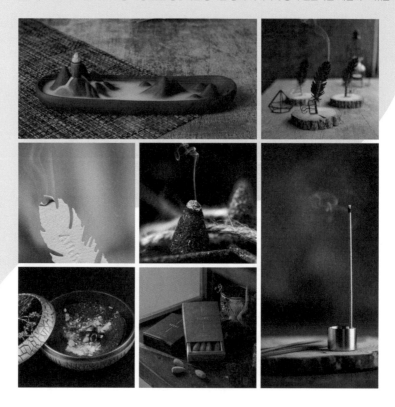

○ 인센스 재료 구매(젤캔들샵)
- **웹사이트**: http://www.gelcandleshop.co.kr/
- **인스타그램**: thecandle.gelcandleshop

○ KCCA 자격증
- **인센스 마스터 과정**
    - 인센스 올 마스터 클래스(Incense All Master Class)
    - ATI 마스터 과정(All That Incense)
- **양초공예 지도사, 지도사범 과정**
    - 아로마 캔들(Aroma Candle)
    - 캔들아티스트(Candle Artist)
    - 카빙 캔들(Carving Candle)
- **웹사이트** www.candlecraft.co.kr **인스타그램**: kcca_2007

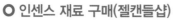